湘湘五经

配伍针推学术流派临床经验

全图解

国家中医药管理局厘定

湘湘五经

配伍针推学术
流派临床经验
全图解

中国十大针灸流派

主审　常小荣　邵湘宁

主编　章薇

副主编　李金香　娄必丹　石文英

汤伟

编务秘书　刘迈兰　刘密

编委

潘江　余兆安　钟峰

王佳怡　罗容　曹徵良

曹越　彭亮　李里

叶勇　王琼　刘英含

石佳　葛君芸　阳晶晶

张国山　钟欢　王英

人民卫生出版社

图书在版编目（CIP）数据

湖湘五经配伍针推学术流派临床经验全图解 / 章薇
主编. –– 北京：人民卫生出版社，2017
ISBN 978-7-117-25070-2

Ⅰ.①湖…　Ⅱ.①章…　Ⅲ.①针灸学 – 中医流派 – 图解　Ⅳ.①R245-64

中国版本图书馆 CIP 数据核字（2017）第 253523 号

人卫智网	www.ipmph.com	医学教育、学术、考试、健康，
		购书智慧智能综合服务平台
人卫官网	www.pmph.com	人卫官方资讯发布平台

湖湘五经配伍针推学术流派临床经验全图解

主　　编：章　薇
出版发行：人民卫生出版社（中继线 010-59780011）
地　　址：北京市朝阳区潘家园南里 19 号
邮　　编：100021
E - mail：pmph @ pmph.com
购书热线：010-59787592　010-59787584　010-65264830
印　　刷：北京画中画印刷有限公司
经　　销：新华书店
开　　本：710×1000　1/16　印张：20
字　　数：215 千字
版　　次：2017 年 12 月第 1 版　2017 年 12 月第 1 版第 1 次印刷
标准书号：ISBN 978-7-117-25070-2/R·25071
定　　价：75.00 元

打击盗版举报电话：010-59787491　E-mail：WQ @ pmph.com
（凡属印装质量问题请与本社市场营销中心联系退换）

序

　　针灸流派，是针灸实践发展与理论创新的土壤，也是针灸学术传承的阵地，人才培养的摇篮。我国五千年针灸发展史，也可谓是针灸流派不断出现又不断融合，进而推动针灸理论日臻完善，实践不断发展的历史。《素问·异法方宜论》云："北方者，天地所闭藏之域也。其地高陵居，风寒冰冽，其民乐野处而乳食，脏寒生满病，其治宜灸焫。故灸焫者，亦从北方来。南方者，天地所长养，阳之所盛处也。其地下，水土弱，雾露之所聚也。其民嗜酸而食胕，故其民皆致理而赤色，其病挛痹，其治宜微针。故九针者，亦从南方来。"可见，针灸本身即是南方针术与北方灸术两种流派的融合。

　　中医理论奠基之作《黄帝内经》，古今学者公认"殆非一时之言，其所撰述，亦非一人之手"，它的成书前后历经二三百年，汇集了众多医家的不同学术思想。如关于经脉气血循环，除我们所熟知的十二经首尾衔接循环理论外，还有阴阳表里循环、经水云雨循环、阴出阳入循环等理论。其他如经络、藏象、病机、诊法、治则，甚至阴阳、五行、藏腑等中医筑基理论，也皆有不尽相同的理论表述。因此，《黄帝内经》可视为不同中医流派学术思想的荟萃。

秦汉以降，针灸流派层出。如南朝徐熙针灸世家相传七世，江西席氏针灸自南宋至明代传承十二世，凌云针派自明代传至清末光绪年间历十三世而不缀，以及东垣针法、南丰李氏、四明高氏补泻等针灸流派，尽皆载诸史册。魏稼、高希言教授以针灸学术发展脉络为纲，将秦汉以来针灸学术划分为经学派、穴法派、手法派等十八个流派，编著《针灸流派概论》，成为全国针灸专业研究生选用教材。

近百余年来，面对西方医学的挤迫，广大针灸业者发遑古义，融汇新知，躬耕实践，推陈出新，发掘、整理、创新了众多新的针灸流派，推动了针灸学术的繁荣与发展。刘炜宏研究员通过文献检索，结合诸家临床所长，将我国针灸临床流派分为针法派、灸法派、刺络放血派、拔罐派、刮痧派等，其中针法派又可分为手法派、经穴派、特殊针具派、特殊治疗部位派、针药结合派等。上述每个流派，又可再有进一步的细分以及不同的代表性医家。当代针灸流派之繁荣，可见一斑。

为充分体现中医药发展以继承为基础，探索建立中医流派学术传承、临床应用、推广转化的新模式，2012年国家中医药管理局公布了第一批64个全国中医流派传承工作室，澄江针灸学派、长白山通经调脏手法流派、辽宁彭氏眼针学术流派、管氏特殊针法学术流派、甘肃郑氏针法学术流派、广西黄氏壮医针灸流派、河南邵氏针灸流派、湖湘五经配伍针推学术流派、靳三针疗法流派、四川李氏杵针流派等针灸流派位列其中。同时，为推动针灸流派的研究与传承，2013年，中国针灸学会批准成立针灸流派研究与传承专业委员会。遵循学术愈研而愈精的理念，上述针灸流派传承工作室在专业委员会的平台上，就流派研究内容、传承方式、推广途径等，彼此交流，相互切磋，共同探索，不仅保证了流派传承工作室的建设质量，而且通过共同举办继续教育学习班、交叉带徒等流派传承推广方式的创新，有效扩大了各流派的影响和相互间的融汇。

感谢人民卫生出版社对针灸流派研究工作的重视。在齐立洁老师的积极组织下，10家全国第一批针灸流派传承工作室鼓桴相应，使这套具有时代气息的针灸流派系列丛书顺利面世。其内容，包含了上述针灸流派的历史源流、学术思想、临证精粹，展示了10家传承工作室近年来在流派资料整理、挖掘与研究中的最新成果；其形式，采用了二维码信息技术，既可收藏，也可利用手机等终端进行扫描，随身便携，随时学习与领悟，相信读者能够从中多有受益。

是为序。

中国针灸学会流派研究与传承专业委员会主任委员

夏有兵

2017年5月

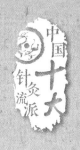

中国十大针灸流派

湘湘五经

配伍针推学术流派临床经验

全图解

前　言

湖湘五经配伍针推学术流派溯源于清朝咸丰同治年间，创建于 19 世纪 70 年代，历经六代传承发展至今。清朝御医刘杰勋（生卒年月不详），因精通儿科，擅长运用推拿治疗小儿疾病而负盛名，使民间流传的推拿登上宫廷大雅之堂。后因躲避战乱（太平天国运动）而落户湘西永绥（现湘西土家族苗族自治州花垣县）。刘杰勋之子刘宝三（1830 年—1891 年），承继父业，研习小儿推拿术，并将其与湘西苗医"推掐术"充分融合，于 19 世纪 70 年代创建独具苗医特色的"湘西刘氏小儿推拿"，应诊临床，屡获奇效，但憾于没有留下任何著作。刘宝三之侄刘家成（1874 年—1943 年），自幼随叔父学习中医，得其真传，继承了刘氏小儿推拿术，成为当地擅长用推拿治病的名医，但未将刘氏小儿推拿理论及手法系统整理，著书立论。真正将流派发扬光大的是刘家成之子刘开运（1918 年—2003 年），由于出身中医世家，作为苗汉后裔、御医后代，家族业医三四百年，祖传中医、苗医、推拿三套绝技，熔汉、苗医药于一炉，独树一帜，尤擅长儿科推拿，成为流派第四代传人，其主要学术思想为"推经治脏"，创"刘氏小儿推拿十法"。1974 年著《小儿推拿疗法》一书，获湘西自治州科技成果奖；更为《中华医学百科全书》"小儿推拿分卷"主笔。曾为湖南中医药大学第一附属医院推拿专家、吉首大学医学院针灸推拿系创始人、湖南省推拿委员会主任委员、中华全国中医学会推拿学会副主任委员；湖南省首批审定的 50 名名中医之一。刘开运老先生将刘氏小儿推拿发扬光大，使之成为我国小儿推拿主要流派之一。1988 年 6 月，政府部门将刘氏小儿推拿疗法拍摄成四集电视系列科教片《推拿奇葩》，在国内有较大的学术影响。

国家级针灸名老中医严洁教授曾跟随刘开运老先生研习中医，成为流派第五代传人，将刘开运老先生的学术理念推广应用至针灸、推拿临床及科研，倡导"针经治脏、灸经调脏、五经配伍、五行制化"，自此"湖湘五经配伍针推学术流派"得到进一步推广，学术传承人辐射到全国各地。历经四十多年的历练及几代人的共同努力，在严洁教授的带领下，逐步形成了一支高素质、高水平的湖湘针灸推拿学术流派队伍。该流派"灸经调脏"代表性传承人有常小荣教授、林亚平教授、阳仁达教授、张泓教授；"针经治脏"代表性传承人有章薇教授、岳增辉教授、李金香教授、娄必丹教授；"推经治脏"代表性传承人有邵湘宁教授、钟飞教授、李江山教授、符明进副教授、刘景元资深传承中医师、石维坤副教授等一批湖湘针灸推拿优秀人才。

《湖湘五经配伍针推学术流派临床经验全图解》共 3 章 37 节，内容包括：流派概览 4 节（流派源流、流派谱系、流派建派特点、流派学术思想），流派理论特色与技术 3 节（流派的理论特色、流派的配穴特色、流派的技术特色），经典验案 30 节。

　　本书全面系统地总结了湖湘五经配伍针推学术流派的理、法、方、穴、术，反映出流派的学术思想和现实水平，本流派六代相传，内涵丰富，尽管在编写过程中得到同仁的大力支持，但由于编写人员水平有限，时间仓促，不当和错误之处在所难免，望针灸同道多加指正。

目 录

第一章 流派概览

第二章　流派理论特色与技术

第三章　经典验案

视频目录

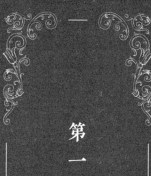

第一章

流派概览

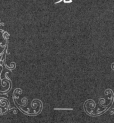

✧ 第一节　流派源流

一、湖湘中医根植于湖湘文化

八百里洞庭，育三湘四水。湖南，东南西三面为崇山峻岭围阻，北临洞庭湖，纳湘、资、沅、澧四水，吞吐长江。虽谓"四塞之地"，实则"隔山不隔水"。隔于山，闭塞不通，交流不便，故湖湘文化有其相对独立性；连于水，动辄不腐，又给湖湘文化带来活力和发展空间。所谓"一方水土养一方人"，湖湘的这种区域特色，千百年来促成了极具内涵的湖湘文化，也为湖湘中医文化的形成、发展与繁荣奠定了坚实的基础。

湖湘，自古人杰地灵。"惟楚有材，于斯为盛"，"楚材"一直视为湖湘的骄傲，究其形成，湖湘文化功莫大矣。自炎帝于姜水而徙于南，数千年来，湖湘文化发展可谓大儒辈出，思潮迭起。自楚人始，灿烂辉煌延续至今。屈原楚辞、马王堆汉墓、宋阳蔡伦造纸术等，无疑都是这一时期的代表之作。后魏晋玄学盛行，道教、佛教开始传入湖湘之地，促进了楚文化的进一步完善。这些与当时的中原文化相比还影响甚小，唯有宋时湖湘理学的形成，才可谓湖湘文化的集大成者。北宋营道（今道县）人周敦颐作《太极图说》《通书》，成为宋明理学开山鼻祖，影响着后世王夫之、魏源、曾国藩、左宗棠等的经世哲学，亦展现着几千年来厚重的湖湘文化。俗话说"秀才学医，笼中捉鸡"，湖湘许多儒者，或因考场失利、或因仕途不顺，承袭"不为良相，则为良医"之风，他们或师门传授、或亲炙、或私塾，因有理学之根基，故多能在医学中有所成就。此外，清朝"八股取士""考据之学"盛行，也影响了湖湘许多医家，他们皓首穷经，致力于《黄帝内经》《难经》《伤寒论》等书的诠注，为后世留下了一笔丰富的财产，确立了湖湘中医文化在中国医学发展史上的显赫地位。总之，各种文化的相互交融，成为湖湘中医发展的沃土。

湖湘中医是中国医学的重要组成部分，为中国医学的发展做出了巨大贡献。据统计，湖湘医著约 480 部，其中宋 17 部、元 3 部、明 22 部、清 363 部、民国 75 部，其涉猎之广泛，议论之精辟，见解之独到，令人瞩目。论名医，早在黄帝时期，有浮邱子种苦读于浮邱岗，洗药于道水的记载；汉文帝时，桂阳苏耽，以庭中井水、橘叶，治疗天下疾疫，橘井佳话，传遍医林；晋代许旌阳，弃官炼丹方顶山，其铺毡处，草色皆赤。唐、宋、元、明、清乃至今天，更是名医辈出，数不胜数。他们治学严谨，理论渊博，医术精湛，医德高尚，堪为今人学习的楷模。论名著，长沙马王堆古医书，形成经络、疾病诊治、药物方剂、养生保健、性学、胎产、祝由等医学理论基础、临床治疗之雏形而发其端；炎帝著《神农本草经》创药学，为中药之鼻祖；汉代张仲景著《伤寒杂病论》确立了辨证论治原则，奠定理法方药理论基础，继其后由此成为完整的医学理论、临床治疗体系，可谓中国医学发展之渊源。随着地域中医药文化如新安医学、孟河医学、吴门医学、岭南医学、津沽医学等研究的兴起，使"湖湘中

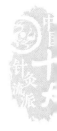

医文化"概念的提出有着浓厚的中医文化氛围。以湖湘文化和中医药为背景,湖湘历代医家在医疗实践中所形成的医疗品德、治学方式、学术思想、临证经验等非物质文化和湖湘中医物质文化的总和的湖湘中医文化蕴育而生。在地域中医药文化研究领域更是硕果累累,如孟河医派传承规律与模式的研究正式列为国家"十一五"科技支撑计划中医药领域项目;安徽省"十一五"卫生事业发展规划中明确纳入新安医学的挖掘、整理和开发研究,打造新安医学非物质文化遗产品牌;广东省将开展岭南中医药传统文化保护列入广东省中医药发展"十一五"规划等等。湖湘地域中医文化如一帆风正劲,正在全速启航中,湘西苗医苗药成功入选国家非物质文化遗产项目名录,本流派"湖湘五经配伍针推学术流派传承工作室项目"成功获批国家首批学术流派。

二、湖湘中医中孕育的湖湘针推流派

有"山水湖南,人文湘楚"之美誉的湖南,凭借着深厚的人文基础,承载着医祖、道医、医圣、药王等诸中医大家,又有堪称中国医学稀世璧玉之马王堆古医书,使得湖湘中医文化更加厚重,成为众多地域中医药文化中的一枝独秀,在中国医学发展史上,形成了一系列颇具特色的中医药地域文化。湖湘针灸推拿医学,在湖湘中医文化的孕育中经历了漫长的发展历史,通过众多医家反复从实践与理论的研究,使湖湘针灸推拿医学在研究深度及广度上亦取得长足进步。

1973 年,湖南长沙马王堆汉墓出土了一批珍稀医书,其中包括帛书《足臂十一脉灸经》《阴阳十一脉灸经》等，这是我国历史上最早的关于经脉和灸疗法的文献记载，源自湖湘大地。自清末至民国，名家辈出，或考据古今，或汇通中西，或兴教讲学，或著书立说。如清代廖润鸿的《考正周身穴法歌》《针灸推拿集成》；清代陈惠畴的《经脉图考》；清代刘仲衡的《中西汇参铜人图说》；民国孙鼎宜的《明堂孔穴针灸推拿治要》；熊应相著《金针三度》；民国谭志光的《针灸推拿问答》。

清·廖润鸿： 字逵宾，湖南渌江（今醴陵）人。著书《考正周身穴法歌》。廖润鸿在不惑之年，致令《内经·素问》心法湮没，穴道难明，于是在《针灸大成》的基础上，参考《医宗金鉴》诸书，结合个人见解，考正穴法，正其讹舛，采用五言歌诀，辅以小字注释，编撰《考正周身穴法歌》一卷，于同治十三年（1874 年）刊行。内容包括十二经脉与奇经八脉腧穴、经外奇穴、人身尺寸等。廖润鸿在书中对周身腧穴位置与取法进行了辨析、正误与厘定。

清·陈惠畴： 字寿田，湖南湘潭人。著书《经脉图考》。陈惠畴医术精湛，擅长针灸推拿，每视人病，百不失一。晚年，针对当时医界逐末弃本，对《内经》的经络、腧穴理论进行了深入研究，并参考《类经图翼》《医宗金鉴》诸书，考正营行次序、经脉起止、穴属尺寸，厘正舛错，分图立说，编著《经脉图考》，刊行于清光绪四年（1878 年）。全书分四卷，卷一为总论，包括内景赋、骨度尺寸、经络歌诀、经脉腧穴图谱等。卷

二、卷三为十二经脉的循行、主病、所属脏腑、腧穴，以及经别、经筋、标本等内容。卷四为奇经八脉循行、主病、腧穴等。全书绘图着文，引经据典，对经络、腧穴的诸多问题进行考证，完善了经络腧穴学理论，受到后世医家的赞誉。萧少卿在《中国针灸学史》中评述，该书对经络、腧穴的研究具有较高的考据学价值，是对针灸推拿学进行研究的重要参考书之一。

清·刘仲衡：字时育，湖南湘乡人。著书《中西汇参铜人图说》。刘钟衡幼习医书，治愈其母中风，继延师就学。曾先后在台湾、上海两充医官。清光绪二十五年（1899 年），著《中西汇参铜人图说》行刊于世。该书根据《医林改错》《铜人真像秘册》、西书《全体新论》诸书所论脏腑、经络，验证实体形状，历览西医模型，并与官医互相讨论，中西汇参，著文绘图编成。全书列王清任先生脏腑辨，五脏六腑图说，脉论，十二经穴法分寸备考，十二经，任督二脉诸穴歌等内容，绘图四十七幅。作者试图用西医解剖、生理等知识，阐述人体脏腑，脉学、骨度等理论。萧少卿在《中国针灸学史》中认为该书是我国现存最早的针灸推拿汇通之作。

民国·孙鼎宜：清末至民国年间湖南湘潭人，著书《明堂孔穴针灸推拿治要》。1905 年曾赴日深造，晚年任教于湖南国医专科学校。孙鼎宜治学严谨，学识渊博，一生著述甚多，现可查有《难经章句》《明堂孔穴针灸推拿治要》等医书六部，统称《孙氏医学丛书》。古之《明堂孔穴针灸推拿治要》早佚，其内容散见于《针灸甲乙经》。孙鼎宜根据《针灸甲乙经》所载《明堂孔穴针灸推拿治要》的内容，汇为二卷。卷一为"明堂孔穴"，据《千金》《外台》以校之，皆"以部为次"，共载腧穴354，在原《针灸甲乙经》349穴基础上，据《铜人腧穴针灸图经》增补了5穴，并附经穴图8幅。卷二为"针灸推拿治要"，首列禁刺14穴，禁灸24穴，次述54种内科病证，以及妇人杂病、小儿杂病的主治用穴。

民国·谭志光：字容园，湖南长沙人。著书《针灸推拿问答》，此外，另有《长沙秘法》等五种医书嗣出未刊。20世纪20年代，谭氏有感于中国针灸推拿学濒于失传，在当时医界张季恒诸先生支持下，请省政府备案，以《针灸推拿问答》为讲义，先后举办针灸推拿讲习班十多期，培养学生三千余人。《针灸推拿问答》初版于民国十二年（1923年），再版于民国十八年（1929年），系湖南针灸推拿讲习所版权。该书以问答形式，歌注体裁，并附图十四幅，阐述了针灸推拿学的基本知识。全书分上、下两卷，内容包括脏腑经络解说、十二经穴、十五络穴、奇经八脉及其腧穴、经外奇穴、制备针灸推拿法、行针法、用灸法、补泻法、针灸推拿歌赋等。

三、湖湘五经配伍针推学术流派的诞生

本流派根植于湖湘中医沃土，融合湘西少数民族医技，依托

湘楚针推学术思潮。随着历史车轮的推进，在湖湘大地经历着不断迁徙、汇合、回归等演变，湖湘五经配伍针推学术流派悄然诞生，在响应国家中医药管理局学术流派整理工作的启动中，一跃而出。本流派起源于湘西小儿推拿，发展至今推广至针法、灸法领域，形成了推、针、灸三个研究方向，构建了流派的主要学术框架。其主要代表性传承人可追溯至清朝御医刘杰勋、刘杰勋之子刘宝三（1830年—1891年）、刘宝三之侄刘家成（1874年—1943年）、刘家成之子刘开运（湖南省首批名老中医，流派第四代继承人）、严洁教授（国家级名老中医、享受国务院政府特殊津贴）。严洁教授跟随刘开运老先生研习中医，将刘老的学术理念应用在针灸推拿临床及科研领域，倡导"针经治脏、灸经治脏、推经治脏"，自此湖湘五经配伍针推学术流派进一步发扬光大。

湘西小儿推拿的发展离不开湖湘中医这片神奇的沃土及我国小儿推拿学科发展的历史背景。金元时代，中国医学又掀起了一个百家争鸣的高潮，当时名医辈出，各家专长对儿科的发展具有积极的意义，亦形成了我国古代儿科的鼎盛时期，为小儿推拿的发展奠定了很好的基础。明朝设有按摩科，而且按摩在治疗小儿疾病方面已经积累了丰富的经验，形成了小儿推拿独特体系，如小儿推拿的穴位有点、线、面的认识。在小儿推拿临床实践基础上，又有不少小儿推拿专著问世，如《小儿按摩经》（又称《按摩经》）可称是我国现存最早的推拿书籍。清代小儿推拿的发展，主要表现在有关著作频繁增多，诊疗水平日益提高。小儿推拿专著影响较大的有熊应雄的《小儿推拿广意》、骆潜庵的《幼科推拿秘书》、夏云集的《保赤推拿法》、徐崇礼的《推拿三字经》、张振鋆的《厘正按摩要术》、夏鼎的《幼科铁镜》以及陈复正的《幼幼集成》。可以说小儿推拿是始于明而盛于清。在小儿推拿学科发展的大好环境下，刘开运先生祖上清朝御医刘杰勋（生卒年月不详），精通儿科，擅长运用推拿治疗小儿疾病而负盛名，使民间流传的推拿登上宫庭大雅之堂。

湖南儿科的深厚根基，为小儿推拿的发展奠定了良好基础。湖南籍儿科专家曾世荣编著《活幼心书》3卷、《活幼口议》20卷，并将急惊风归纳为四症八候；湖南岳阳的徐振海老中医和刘开运在1959年出版了《简易小儿推拿疗法》。

在湖湘中医大环境的培育下，湘西地域的特色苗医对本流派的小儿推拿也产生了重要影响。几千年来，苗医为本民族的生存繁衍作出了巨大的贡献。苗族先民依靠她驱除病魔，保命养身，战胜了种种恶劣的自然环境和社会条件，发展了生产，苗医们经过了数千年医疗实践，总结出一套丰富的经验，把疾病归纳成三十六症七十二疾，并根据这些症状立出了四十九套医疗方术，自成体系，疗效奇特，如苗医掐穴术，仅仅只是四十九套中的一种。苗医把肺炎称为"蝴蝶症"，把人体胸部视为蝴蝶形，并认识到人体的许多肺部疾病会在此处有明显的外在表征。掐蝴蝶法（Lat bad beus，拟音：拉巴剖）是通过术者掐刺特定的病证反应区域以刺激筋脉，调整气血，激发正气的护卫作用，以清热、止咳、平喘、理气降逆、宣肺宽中而达到治病目的的方法。

因清朝战事，刘御医一家逃难至湖南湘西，落户花垣县境内，其小儿推拿接湖湘中医地气后，在湘西得到较好的发展。其后代生活在苗区中心，深入了解了湘西少数民族医疗技术，并将其医疗技术与小儿推拿充分融合，逐步形成独具特色的湘西小儿推拿。

湘西，山中套山，山上有山，山山相扣，山山相连，相依相靠、相互关联的垂直封闭性地形地貌，可谓是山高路险，土地僻远荒凉，物质条件艰苦，这样的地理环境不仅形成对外界现代文明的严重阻隔，也同时利于对古老文化风习的完整保存与原真传递。近现代，在国内主要中医学术流派受到西医学冲击和稀释的同时，湘西小儿推拿幸免于难，用其"口口相授、代代相传"的最原始方式保留下来，并一直护佑湘西地区的小儿健康。

✧ 第二节　流派谱系

湖湘五经配伍针推学术流派溯源于清朝，历经六代传承发展至今。

第一代：刘杰勋（生卒年月不详），清朝御医。因精通儿科，擅长运用推拿治疗小儿疾病而负盛名，使民间流传的推拿登上宫廷大雅之堂。后因躲避战乱而落户湘西永绥（现湘西土家族苗族自治州花垣县）。

第二代：刘宝三（1830年—1891年），刘杰勋之子。承继父业，研习小儿推拿术，并将其与湘西苗医"推掐术"充分融合，于 19 世纪 70 年代创建独具苗医特色的"湘西刘氏小儿推拿"，应诊临床，屡获奇效，但憾于没有留下任何著作。

第三代：刘家成（1874 年—1943 年），刘宝三之侄。自幼随叔父学习中医，得其真传，继承了刘氏小儿推拿术，成为当地擅长用推拿治病的名医，但未将刘氏小儿推拿理论及手法系统整理，著书立论。

第四代：刘开运（1918 年—2003 年），刘家成之子。由于出身中医世家，作为苗汉后裔、御医后代，家族业医近百年，祖传中医、苗医、推拿绝技，熔汉、苗医药于一炉，独树一帜，尤擅长儿科推拿，成为刘氏小儿推拿第四代传人，其主张"推经治脏"，并创"刘氏小儿推拿十法"。1974 年著《小儿推拿疗法》一书，获湘西自治州科技成果奖；更为《中华医学百科全书》"小儿推拿分卷"主笔。曾是湖南中医药大学第一附属医院推拿专家、吉首大学医学院针灸推拿系创始人、湖南省首批审定的 50 名名中医之一；曾担任湖南省推拿委员会主任委员、中华全国中医学会推拿学会副主任委员。刘开运老先生将刘氏小儿推拿发扬光大，使之成为我国小儿推拿主要流派之一。1988 年 6 月，湘西自治州政府将刘氏小儿推拿疗法拍摄成四集电视系列科教片《推拿奇葩》，在国内形成了较大的学术影响。

名老中医严洁教授曾跟随刘开运老先生研习中医，成为流派第五代传人，将刘老的学术理念推广应用至针灸、推拿临床及科研，倡导"针经治脏、灸经调脏、五经配伍、五行制化"，自此"湖湘五经配伍针推学术流派"得到进一步推广，学术传承人辐

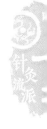

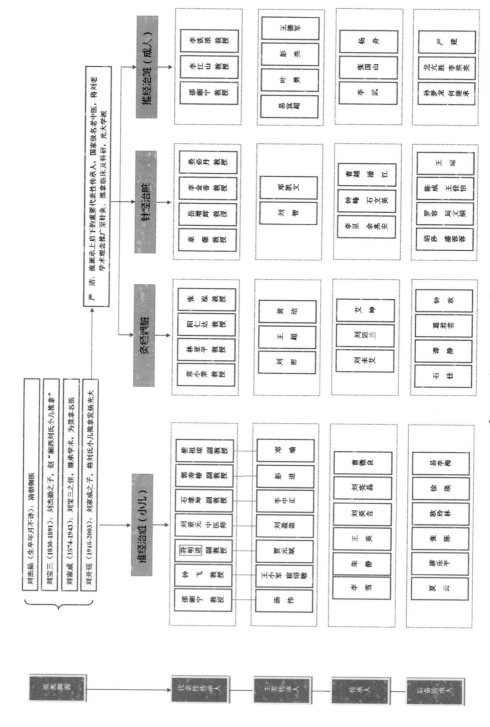

图1-1 流派谱系树图

射到全国各地。历经四十多年的历练及几代人的共同努力，在严洁教授的带领下，逐步形成了一支高素质、高水平的湖湘针灸推拿学术流派队伍。该流派"灸经调脏"代表性传承人有常小荣教授、林亚平教授、阳仁达教授、张泓教授；"针经治脏"代表性传承人有章薇教授、岳增辉教授、李金香教授、娄必丹教授；"推经治脏"代表性传承人有邵湘宁教授、钟飞教授、李江山教授、符明进副教授、刘景元资深传承中医师、石维坤副教授等一批湖湘针灸推拿优秀人才。

◆ 第三节　流派建派特点

湖湘五经配伍针推学术流派溯源于清朝，19 世纪 70 年代创建为刘氏小儿推拿，历经六代传承发展至今。经不断继承创新，已由单纯的小儿推拿推广应用至成人，并在针、灸、推三方面取得丰硕成果，经过多代人几十年的研究，逐渐形成了独具湖湘特色的学术思想和流派特色。

一、始于小儿，推及成人

湖湘五经配伍针推学术流派大约溯源于清朝道光和同治年间，清朝御医刘杰勋（生卒年月不详），因精通儿科，擅长运用推拿治疗小儿疾病而负盛名，使民间流传的推拿登上宫廷大雅之堂；后因躲避民变与战乱而落户湘西永绥（现湘西土家族苗族自治州花垣县）。刘杰勋之三子刘宝三（1830 年—1891 年），承

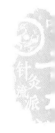

13

继父业，研习小儿推拿术，并将其与湘西苗医"推掐术"充分融合，应诊临床，屡获奇效，但遗憾的是没有留下任何著作。刘宝三之侄刘家成（1874年—1943年），自幼随叔父学习中医，得其真传，继承了刘氏小儿推拿术，成为当地擅长用推拿治病的名医，可惜未将刘氏小儿推拿理论及手法系统整理，著书立论。真正将流派发扬光大的是刘家成之子刘开运（1918年—2003年），由于他出身中医世家，作为御医后代、苗汉后裔，其家族业医近三百年，祖传中医、草医、推拿三套绝技，熔汉、苗医药于一炉，独树一帜，尤擅长儿科推拿，19世纪70年代创建独具苗医特色的"湘西刘氏小儿推拿"，成为了流派第四代传人，倡导"推经治脏"的学术思想，创"刘氏小儿推拿十法"，老先生曾担纲主笔《中华医学百科全书》"小儿推拿分卷"；1974年著有《小儿推拿疗法》一书，该书获湘西自治州科技成果奖。刘开运先生曾在湖南中医药大学附一院针灸推拿科工作，后至湘西工作，是吉首大学医学院针灸推拿系的创始人。曾担任中华全国推拿学会副主任委员、湖南省推拿委员会主任委员，是湖南省首批审定的50位名中医之一。刘开运老先生将刘氏小儿推拿发扬光大，使之成为我国小儿推拿主要流派之一。1988年6月，政府部门将刘氏小儿推拿疗法拍摄成四集电视系列科教片《推拿奇葩》，在国内有较大的学术影响。

严洁教授曾跟随刘开运老先生研习中医，成为流派第五代流派传人，将刘老的学术理念推广至成人，广泛应用在针灸、推拿临床及科研，倡导"经脏相关，针经治脏、灸经调脏、推经治脏、五经配伍、五行制化"，自此"湖湘五经配伍针推学术流派"

得到进一步推广，学术传承人辐射到全国各地。

二、挖掘整理，继承发展

历经半个世纪的历练及几代人的共同努力，在刘开运老先生和严洁教授的带领下，逐步形成了一支高素质、高水平的湖湘针灸推拿学术流派队伍，学术研究方向日益分化明确，研究领域逐步扩大；推经治脏、针经治脏、灸经治脏三条支脉孕育而生。在推经治脏领域，在不断挖掘整理历代传承人的学术经验的同时，将本流派核心学术理论"五经配伍"引入成人推拿临床治疗中，用于脏腑相关疾病的推治，提高临床疗效。而在小儿推拿领域，秉承流派独特技法和心法，总结和提炼小儿推拿优势病种的诊疗规范；并与时俱进不断探索本流派手法对现代小儿新病种的治疗（如小儿抽动症等），尝试参与儿科疑难病种如小儿脑瘫的中西医结合治疗。在当代"亚健康防治"时代，"推经治脏"理论研究正向"推经调脏"理论研究扩展。在"针经治脏、灸经治脏"领域，紧扣"五经配伍、经脏相关"理论，将小儿推拿中特定的"五经穴"引申拓展至人体五脏相关的"大五经""广五经"。因此，五经配伍在成人针法及灸法领域被赋予了新的内涵。

总之，本流派在挖掘整理流派学术思想的同时，不断创新发展；在保存原有流派特色技法的同时，不断纵向深入研究和横向偶联研究，从推经治脏延伸至推经调脏，从推拿技法拓展至针法、灸法技术，在固态保护流派核心技术的同时，活态延续更新流派的传承。

三、流派谱系，日趋完善

湖湘五经配伍针推学术流派由最初的清朝御医刘杰勋，传至第二代刘宝三、第三代刘家成，但他们未将刘氏小儿推拿理论及手法系统整理，著书立论。且迫于历史原因及少数民族医药传承特点，流派早期以家族性传承为主，传男不传女，口传心授，苗语传颂，尚无文字记载；传承人均以半医半农的身份，生活在贫苦百姓中。第四代传人刘开运，早期以小学教师的身份"传道授业解惑"，教学业余帮周边百姓看诊。教师"传道授业"之天性深深影响了刘开运，他破除门规，广收弟子，外出讲学，上海、长沙开诊治病，以短训班形式培训省内推拿骨干等，将流派发扬光大，逐渐形成了我国颇具影响力的小儿推拿流派。刘开运于1960～1961年在上海参加"全国推拿高级师资班"进修时，将祖传的小儿推拿技术推向了全国，尤其对海派小儿推拿的影响深远，其中，当代小儿推拿名家张素芳教授也跟随刘开运老先生学习小儿推拿。乃至全国第一版推拿学教材，小儿推拿部分也以刘氏小儿推拿的学术主张为主。长沙是流派谱系完善的重要地区。刘开运在原湖南中医学院第一附属医院工作近10年，既担任临床小儿推拿门诊工作，也承担学院推拿等课程的教学工作，毫无保留地向年轻的严洁等针灸推拿系青年教师传授临床经验及学术思想，为流派向"成人推拿、针法、灸法"领域的发展奠定了基础。湘西是流派发源的根，也是刘开运生活、工作时间最长的地方，是流派小儿推拿分支纵向深入发展的土壤，依托吉首卫校和吉首大学医学院针灸推拿专业培育了一批批推拿骨干人才，刘开运老先生杰出亲传弟子符明进教授被誉为当代"小儿推拿圣手"。此外，还有湖南中医药大学小儿推拿方向博士生导师邵湘宁教授等众多学者及临床专家。

从此，流派的人才谱系亦不再是刘氏家族谱系，流派的谱系涉及地域也不再局限于湘西，流派的谱系学术范围也不受限于小儿推拿。湖湘五经配伍针推学术流派这一学术谱系不仅传承了"推经治脏"的核心学术理念，而且还不断地对核心理念加以阐释完善，使得流派谱系开枝散叶、开疆拓域。

四、传承脉络，逐渐清晰

在流派学术理论日趋完善的同时，流派人才队伍不断壮大。历经半个世纪的历练及几代人的共同努力，在刘开运老先生和严洁教授的带领下，逐步形成了一支高素质、高水平的湖湘针灸推拿学术流派队伍。建立了流派内代表性传承人—主要传承人—后备传承人人才梯队，为培养后备传承人，制定了"2-4-7"人才培养模式：即2个人才定位——全员普及，定向培养；4个师承模式——家传式、学院式、师徒式、交叉式；7种学习方式——师徒相授、临证讨论、典籍研读、进修学习、会议交流、继教培训、科研合作。采用多种方式相结合进行交错培养，如今又涌现了一批中青年骨干人才。2013年，娄必丹、黄洁获第五批名老中医学术继承人，刘密获225骨干培养对象；2014年，叶勇获校级青苗计划培养对象；2013年—2014年，李里、叶勇、潘江、汤伟、曹越、罗容同时以学院式途径攻读针灸推拿学专业博

士学位或博士课程班课程，不断提升后备传承人的培育质量和学术、科研水平。

正是因为刘开运老先生及严洁教授的精心培育，湖南省涌现了一支推拿的刘家军和针灸的严家军，一批批从事针灸、推拿教学、临床的后起之秀，活跃在三湘大地。目前，该学术流派已经成为一个具有湖湘传统针灸推拿医学特色的学术群体。

五、学术体系，蓬勃发展

湖湘五经配伍针推学术流派体系从"小五经"的小儿推拿分支，拓展至"大五经""广五经"的针法分支、灸法分支、推拿分支（成人和小儿），已形成"一源三歧"的新格局，即源于小儿推拿，推广应用于成人推拿、针刺、艾灸领域。2012 年湖南中医药大学第一附属医院和吉首大学联合申报的"湖湘五经配伍针推学术流派"传承工作室建设单位已成功入围国家中医药管理局首批中医流派传承建设项目，命名为"湖湘五经配伍针推学术流派工作室"，从而使得湖湘五经配伍针推学术流派的发展呈现出一派蓬勃生机之象。2013 年湘西刘氏小儿推拿获湘西土家族苗族自治州非物质文化遗产；2014 年湖南省中医药管理局举办了"湖南省儿科疾病针灸推拿高级研修班及小儿推拿适宜技术推广"项目，全省 118 家中医医疗机构均选派临床业务骨干参加培训；2015 年获湖南省非物质文化遗产，同年"刘氏小儿推拿疗法"入选首批湖南省中医药专长绝技项目。截至目前，该流派已在东北辽宁、华东浙江及两广地区均建有流派二级工作站，不断扩大流派学术影响力及辐射力。经过六代人的不断传承与发展，湖湘五经配伍针推学术流派的学术体系愈发完善，使该流派在国内同行中享有较高的学术地位、学术影响及学术威望。

✧ 第四节　流派学术思想

一、经脏相关，归经施治

经络内属于脏腑、外络于肢节，沟通人体内外表里。通过经络的联系，脏腑生理、病理改变可以反映到体表相应的经脉或穴位上，出现特定症状和体征；而刺激体表的一定经穴又可以对相应脏腑的生理功能和病理改变起到调节作用。所谓"有诸内必形诸外"，"揣外而知内，治外而调里"，这就是经脏相关，又称体表内脏相关，是经脉穴位与脏腑之间的一种双向联系。经脏相关是经络学说的核心内容之一，是指导针灸诊断和治疗的重要理论基础。

五经配伍治病规律更多的表现为诸经功能与脏腑效应的特异性，而经穴与非经穴对脏腑作用存在差异，不同经（穴）之间在功能作用上也存在差异。在此研究基础上，本学派形成了"本经司控本脏，一经司控多脏，多经司控一脏，多经对多脏可交叉调控"的学术观点，即具有以"经"统率的"纵向"关系（"一经多脏"），以"脏"统率的横向关系（"一脏多经"），多经多脏的"纵横关系"（"多经对多脏"）。

二、五经配伍，五行助制

湖湘五经配伍针推学术流派的"五经配伍"理论结合了五行学说的相生相克理论、藏象学说及经脉－脏腑相关学说等理论，强调经脉经穴及脏腑间的五行配伍、生克制化关系。

人体的心、肝、脾、肺、肾五脏，在生理上各司其职，功能虽有不同，但它们通过经络的联系，相互协调，相互配合，维系着人体的健康运转，同时在病理上也相互影响、相互作用。如心与肺、肝、肾、脾的关系：心偏位于胸左，膈膜之上，肺之下，外有心包卫护。在五行中心属火，为阳中之阳，主血脉，藏神志，是五脏六腑之大主、生命的主宰。心属火，肺属金，心主血脉，上朝于肺，肺主宗气，贯通心脉，助心行血，二者相依相存、相互作用。心属火，脾属土，心主管血液流通，脾统摄血液，是血液生成之源。心属火，肝属木，心主管血液流通，肝储藏血液，心血旺盛肝血就会贮藏充盈；如果血液不足，损耗过度，就会肝血虚。心属火，肾属水，肾阴充足则心火下降；肾阴不足则心火旺盛，心肾两脏互相作用，互相制约，维持生理功能上的相对平衡。

"五经配伍"概念经历了从"小五经"向"大五经""广五经"的衍变。经过不断创新发展，"五经配伍"中的"五经"逐渐从突出五脏的肝、心、脾、肺、肾五经，延伸至突出主病的主脏（腑）主经及其相关的生克脏（腑）和经脉，形成了特有的"五经"内涵——即强调以脏腑经络辨证为纲，结合经络－脏腑相关及五行生克原理，在经络辨证和脏腑辨证的基础上，确定主病之脏以定病位，根据病位选取相应的经脉腧穴，如脾病主治（推）脾经，肝病治（推）肝经，再根据证候、五行关系决定"治（推）五经"的主次关系。根据各类疾病的症状不同，病因各异，将临诊一系列疾病症状归属到某一脏、某一经而归经施治。据此而选用密切相关的"本经（穴）"为主，配合表里经或五行相关的生克经脉如"生我经（穴）""我生经（穴）""克我经（穴）""我克经（穴）"进行治疗，即我经、子经、母经、我克经、克我经，形成了"五经配伍、五行助制"的治则，运用针刺、艾灸和推拿等方法，归经施治，有针对性地刺激相应经络和穴位，调节脏腑阴阳平衡和治疗相应脏腑疾病，通过调五经、控五脏、和五行，达到调控人体功能的目的。

从立法特点上，本流派主要立足五行生克制化之理，即"五行助制"，确定补母、泻子、抑强、扶弱的治疗原则，作为临床施治时取穴、主补、主泻的依据，从而以治标或治本；从取穴特点上，认为"五经为本，取穴五经，生克助制，意在调达"。如何运用相生或相克关系，总的原则是：病证以虚证为主时以相生关系为主，病证以实证为主时以相克关系为主。在补虚泻实的治疗原则上，结合五行生克规律，施行"虚则补其母，实则泻其子"的补泻法。

三、针经治脏，灸经调脏

"针经治脏"是在本流派"五经配伍"思想指导下的一个分支脉络，是指在经络脏腑辨证、五行生克理论指导下，针刺我经

及与我经相关的其他四经（子母经、克侮经）的穴位来调节相应脏腑的阴阳偏衰，治疗脏腑相关疾病，即运用针术实行五经配伍治脏腑病。强调五行生克制化之理，确定补母、泻子、抑强、扶弱等治疗方法，对五脏进行系统调控，达到治病求本的目的。由于经络的特殊性、交叉性，其相互关系包括本经、表里经和同名经、生克经等多种关系，这从"大五经"角度亦体现了注重经络整体的取穴治病特点。基于"一经司控多脏，多经司控一脏，多经对多脏交叉调控"等学术主张，"针经治脏"具有针经调脏、针经补脏、针经养脏的作用，而手法、方法、刺激量、疗程是影响针经治脏的关键因素。

"灸经治脏"是在本流派"五经配伍"思想指导下的另一个分支脉络，即运用灸术实行五经配伍治脏腑病。艾灸的温热刺激具有温补（温通温补）的作用，可以达到灸经调脏、灸经补脏、灸经温脏的作用。艾灸温补脏腑效应的机制可概括为：艾灸可以激活穴位（局部始动），推动气血运行，调节神经－内分泌－免疫网络（调节通路），调节脏腑功能（效应器官响应）。人体功能状态及疾病性质是决定艾灸温补脏腑的前提条件。不同灸法、不同灸时、不同灸程是影响艾灸温补脏腑的关键因素。

四、推经治脏，法技并重

"推经治脏"是在本流派"五经配伍"思想指导下的另一个分支脉络，即运用推拿术实行五经配伍治脏腑病，包括推治小儿病和推治成人病。

（一）推经治脏治小儿病

根据脏腑相关、五行生克制化理论，刘开运老先生提出在脏腑分证归经的基础上，当详辨五脏病候寒热虚实，巧选五经穴配伍组合，施以特定补泻手法、适度的治疗次数与疗程，可对五脏系统进行调控。确立了特色鲜明的"五经"推法——以小儿临床为基础，结合五行生克理论和藏象学说，建立补母泻子、以补为主、以泻为辅、补泻兼施、归经施治、五经助制、标本兼顾的"推五经"。明确了五经穴的定位，即五指螺纹面的脾、肝、心、肺、肾，其补泻手法当以旋推为补，直推为泻；总结了"以推揉为主，拿按次之，兼以摩、运、搓、摇、掐、捏"的小儿推拿手法，被学界誉为"刘氏小儿推拿十法"。刘氏小儿推拿具有临证取穴精少、善用效穴，推拿时间长、推拿速度快，重视纯阳之体、以清法见长，重视脾胃，调理中土，消补结合，兼收并蓄，取长补短等学术特点。

（二）推经治脏治成人病

归经施治是推经治脏之根本，五行应五脏，五脏联五经，利用五行相助与相制的关系，可以确立临床推治原则，指导五脏病证的治疗。推经治脏其立法之理是经脏相关、生克制化；治疗原则是补母泻子、抑强扶弱；其辨证用穴是善用五经、生克配伍；其临证推治当讲究技法、标本兼顾；其推治剂量应手法适度、疗程适宜。

五、重视心主，调理脾土

（一）重视心主

小儿心常有余。心属火，犹如离照当空，阳热炽盛。《内经》记载："心者，君主之官，神明出焉。"刘开运老先生根据小儿体质及生理病理特点，提出"补心易动火""心常有余"，临床心病虽有气、血、阴、阳之虚，又有热陷心包、热（火）扰心神、痰迷心窍、瘀阻心脉等实证，推心经（中指）强调只能直推，而不旋推，即使是心气虚、心血虚，甚至是心阳不足的病证，旋推补心后常出现患儿烦躁啼哭、夜寐不宁等现象，所以旋推补心临床很少用。若需补心，常以旋推脾经代之。若必用旋推补心者，亦宜旋推之后再加直推以调之，单纯补心易动火，初学者谨识之。

随着社会的发展，人们的生活节奏也急剧加快，激烈的社会竞争使人们的生活压力越来越大，健康问题不断升级。现代社会中，感情和家庭变故、生活贫困、升学考试的重负、长辈对独生子女的溺爱、老年人失爱等等都是普遍的社会问题，若得不到妥善调治，身心过度疲劳，久而久之，必然会导致焦虑不安、抑郁症、精神障碍等心理问题和心血管疾病。重视心理调理，配合怡悦心情、调节情志的多种辅助治疗，有利于提高疗效。

（二）调理脾土

小儿脾常不足。"脾为后天之本，气血生化之源"，脾属阴土，脾气常虚，脾阳常不足，旋推脾经（拇指）有补脾气、温脾阳、助脾运化的作用。脾之虚证，当予旋推补脾。直接清脾经有泻实清热之效，但脾乃阴土，阳常不足，故如寒湿困脾、宿食停滞等无热象的实证，是绝对不能直接清脾而泻其实的，即使是脾胃湿热、大肠湿热等有明显热象的实证，直接清脾之后，亦应加旋推补脾以调之，犹如白虎汤之用粳米、甘草。这是由小儿脏腑娇嫩，脾胃最易受损的特点决定的，充分体现了刘开运老先生注重固护后天之本的学术思想。

六、尊经尚古，不拘于古

流派重视术技，强调针术、灸术、推拿等外周刺激术技的应用，并开展其治病机制的研究。继承的同时勇于创新，善用西医学的研究成果指导临床实践，形成了强调辨证立法、重视经络、用穴精少、针灸并重、针推互补、推药同用的学派特点。

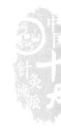

第二章

流派理论特色与技术

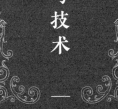

✦ 第一节　流派的理论特色

一、经脉－脏腑相关理论

经脉－脏腑相关在中医理论中属"藏象"学说，该二字首见于《素问·六节藏象论》。藏，是指藏于体内的脏腑；象，是指表现于体表的生理、病理现象。如张景岳在《类经》中说："象，形象也。藏居于内，形见于外，故曰藏象。"

藏象学说是以脏腑为基础，与形体发生有机的联系，亦即内脏与体表的关系。《灵枢·海论》中论述了体表与内脏的联系："夫十二经脉者，内属于府藏外络于肢节"。而在《灵枢·经别》中又说："十二经脉者，此五脏六腑之所以应天道也"。这是在内经时代较早有关经脉－脏腑相关联系的叙述，但在内经成书以前的年代，古代中医学家尚未注意到经脉与脏腑的联系。如在马王堆帛书《十一脉》中，古人仅将身体上下相应的标、本脉形成最初简单的两点连一线的经脉循行线，与脏腑没有联系。此后古人对阴经的描述开始循行于胸、腹腔，使之与内脏联系成为可能，但阳经仍不循行于胸、腹腔，与内脏不发生关系。到内经时代，例如《素问·热论》已将足三阴经与相应内脏联系，而足三阳经均未与相应六腑联系。《三部九候论》手阳明脉候胸中之气而不是大肠之气，即是很好的例证。由此可见经脉－脏腑相关论是经过长时期临床观察而形成、发展、进化、完善起来的。

经脉－脏腑相关有广义和狭义之分。广义的经脉－脏腑相关应包括经络与脏腑相关、穴位与脏腑相关、躯体内脏相关等内容；而狭义的经脉－脏腑相关就是指十二经脉与脏腑的相对特异性联系。体表经脉与脏腑的密切联系，既通过本脏（腑）的经脉和表里经脉联络，还与其他经脉有联系，从而构成较为广泛的经脉－脏腑相关联络系统，为临床辨证取穴提供了理论依据。

（一）本经（穴）司控本脏（腑）

脏腑之间的关系一般认为是阴阳表里单经（穴）对相关本脏具调控效应，五经经穴与脏腑效应存在相对特异性。每一经（穴）与自身相关的脏（腑）有联系，其经穴可以治疗相关脏腑及体表的疾病。

经络是运行气血的通道。《素问·阴阳应象大论》曰："外内之应，皆有表里"。内部，隶属于脏腑；外部，分布于躯体。人体功能内外相通，内可以应于外，外可以应于内。说明经脉的重要功能是沟通脏腑与体表肢节的联系，因此，有学者称之为"是世界上最早提出躯体内脏相关的学说"。《素问·调经论》："五脏之道皆出于经隧，以行其血气，血气不和，百病乃变化而成。"强调了经脉与五脏的联系。经脉与相关脏腑的联系主要表现在：一是经脉与相关脏腑在生理功能上有密切联系。二是脏腑病理变化在经穴上有反应，可通过这种反应，推断出内脏疾病。如《灵枢·九针十二原》："五脏有疾也，应出十二原"，表明五脏疾病可在相关原穴上出现反应。三是经脉上的理化刺激对相应脏腑功能有调节作用，这是针灸治疗的核心机制。窦汉卿在《标

幽赋》中强调"既论脏腑虚实,须向经寻"。在治疗上依据经脉－脏腑相关理论,刺激相关经脉、经穴,达到治疗内脏疾病的目的。

(二)多经(穴)司控一脏(腑)

多经司控一脏是多条经脉在循行路线上与同一脏(腑)密切联系,功能上相互影响,一脏(腑)病症可以取多条经脉的穴位来治疗。但各条经脉对同一脏腑的作用效应有差异。

经络学说认为,整个经脉系统是息息相通的,并彼此衔接,如环无端。因而各经脉之间可相互流注,有些经脉之间存在直接的相互联系,有些经脉之间存在间接的相互联系。这就是多条经脉司控同一脏腑的原因。根据《灵枢·经脉》和《素问·骨空论》的记载,我们分析一下多经(穴)司控一脏(腑)的关系。

1. 司控肺的经络

肺经、大肠经、心经、肾经、肝经。

手太阴肺经:起于中焦,下络大肠,还循胃口,上膈属肺……

手阳明大肠经:……下入缺盆,络肺……

手少阴心经:……其直者,复从心系却上肺……

足少阴肾经:……其直者,从肾上贯肝膈,入肺中,循喉咙,挟舌本。

足厥阴肝经:……其支者,复从肝别贯膈,上注肺。

2. 司控大肠的经络

大肠经和肺经。

手阳明大肠经：起于大指次指之桡端……下入缺盆，络肺，下膈，属大肠。

手太阴肺经：起于中焦，下络大肠……

3. 司控胃的经络

胃经、肺经、脾经、小肠经和肝经。

足阳明胃经：……其支者，从大迎前下人迎，循喉咙，入缺盆，下膈，属胃……

手太阴肺经：起于中焦，下络大肠，还循胃口……

足太阴脾经：……上膝股内前廉，入腹，属脾，络胃……

手太阳小肠经：……入缺盆，络心，循咽，下膈，抵胃……

足厥阴肝经：……入毛中，环阴器，抵小腹，挟胃……

4. 司控脾的经络

脾经和胃经。

足太阴脾经：起于大趾之端……上膝股内前廉，入腹，属脾……

足阳明胃经：……入缺盆，下膈，属胃络脾。

5. 司控心和心包的经络

与心有关的经脉有心经、脾经、小肠经、肾经和督脉，与心包有关的经脉有心包经和三焦经，这7条经脉均与心脏活动有联系。

手少阴心经：起于心中，出属心系……

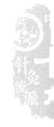

足太阴脾经：……其支者，复从胃别上膈，注心中。

手太阳小肠经：……入缺盆，络心……

足少阴肾经：……其支者，从肺出络心，注胸中。

督脉：……其少腹直上者，贯脐中央，上贯心……

手厥阴心包经：起于胸中，出属心包络……

手少阳三焦经：……入缺盆，布膻中，散络心包……

6. 司控小肠的经络

小肠经和心经。

手太阳小肠经：起于小指之端，循手外侧上腕……循咽，下膈，抵胃，属小肠。

手少阴心经：起于心中，出属心系，下膈，络小肠。

7. 司控膀胱的经络

膀胱经和肾经。

足太阳膀胱经：……其直者……挟脊抵腰中，入循膂，络肾属膀胱。

足少阴肾经：……上股内后廉，贯脊属肾，络膀胱。

8. 司控肾的经络

肾经、膀胱经、督脉。

足少阴肾经：……上股内后廉，贯脊属肾，络膀胱。

足太阳膀胱经：……其直者……挟脊抵腰中，入循膂，络肾属膀胱。

督脉：……贯脊属肾……

9. 司控胆的经络

胆经和肝经。

足少阳胆经：……其支者……以下胸中，贯膈，络肝，属胆……

足厥阴肝经：……环阴器，抵小腹，挟胃，属肝，络胆……

10. 司控肝的经络

肝经和胆经。

足厥阴肝经：……环阴器，抵小腹，挟胃，属肝，络胆……

足少阳胆经：……其支者……以下胸中，贯膈，络肝，属胆……

根据以上分析，与脏腑的联系除了互为表里经脉以外，还与其他经脉有一定联系，从而构成较为广泛的经脉-脏腑相关系统，也为临床辨证取穴奠定了理论依据。

（三）一经（穴）司控多脏（腑）

一经司控多脏是指一条经脉在循行路线上与多个脏腑、器官密切联系，功能上相互影响，故一条经上的穴位可以调控多个脏腑、器官的生理功能，治疗多个脏腑及相关体表的疾病。如手太阴肺经上的穴位不仅治疗肺部疾患，而且还治疗心病、眼病、喉症、乳腺病、精神病、脑血管病、泌尿系统疾病、甲状腺病以及局部神经肌肉疾病。

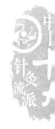

（四）多经（穴）对多脏（腑）可交叉调控

经脉脏腑学说认为，脏腑功能活动与表里相合是以经络为联系的，这种人体内的经络联系，不仅体现在脏腑表里络属关系上，而且在体表与脏腑之间均有经络相互贯通。多经（穴）多脏（腑）具有"纵横交错的关系"。多经（穴）可以对多脏（腑）生理功能和病理改变进行交叉调控。

二、五经配伍理论

五经配伍理论，是基于中医五行学说理论，结合人体经络系统而形成的中医特色理论体系。其以中医五行生克理论为核心，人体经络理论为基础，整体观念和辨证论治为方法，早期结合小儿体质特色，形成了刘氏小儿推拿，再经历数代传承人不断开拓创新，发展演化，最后形成了其独具中医特色的完整理论体系，从而指导针灸推拿临床诊疗活动。

五经配伍理论的发展，主要经历了小五经（狭义五经）、大五经（广义五经）及广五经（衍义五经）三个阶段。五经配伍理论在不同发展阶段均具有其特色，在每个发展历程中也形成了对五经配伍的独特定义。

（一）小五经（狭义五经）理论

小五经（狭义五经）是指刘氏小儿推拿中与五脏相应的五个腧穴，各穴位置在相应手指的螺纹面，从拇指至小指分别称脾经、肝经、心经、肺经、肾经。刘氏小儿推拿认为五行生克和小儿五脏的生理特性、病理特点及五脏病候的虚实密切相关，根据五脏病候进行五经腧穴组合，配以或补或泻的具体治法以及适度的手法次数与疗程，对五脏进行系统调控，从而达到推五经而愈疾病的目的。

小五经的概念为湘西刘氏小儿推拿流派的重要继承人刘开运老先生以小儿推拿临床实践为基础，结合五行相生相克理论和藏象学说的相关理论创立而来。其明确了五经穴（脾经、肝经、心经、肺经、肾经）定位及补母、泻子、以补为主、以泻为主、补泻兼施的补泻手法，认为五经穴的定位是专指五指螺纹面，其补泻手法是以旋推为补，直推为泻。如小儿脾病中，虚证主补脾经，兼补心经、补肺经、清肝经，称为"补三抑一法"（图2-1）。实证则主清脾经，兼清肺经、清肝经，稍清心经，补肾经，被称为"清四补一法"（图2-2）。

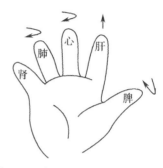

图 2-1 ｜ 脾病虚证：补三抑一法

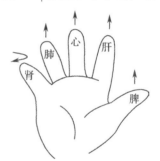

图 2-2 ｜ 脾病实证：清四补一法

（二）大五经（广义五经）理论

经过数十年的发展，随着刘氏小儿推拿的不断推广和应用，其学术传承者已经不限于将此理论应用于小儿，而是推广演化至成人以及人体经络系统，从而提出了大五经（广义五经）的概念。大五经（广义五经）是指人体经络系统中的肝经、心经、脾经、肺经、肾经五条经脉。五经配伍理论结合了五行学说的相生相克理论、藏象学说及经脉－脏腑相关学说等理论，强调经脉、经穴及脏腑间的五行配伍、生克制化，主张以五经腧穴为核心，通过针刺、艾灸和推拿等方法，对人体经络系统进行合理调节，和五行，控五经，调五脏，达到调控人体功能进而"未病先防，既病防变，瘥后防复"的目的。

大五经概念的推出，极大地拓展了五经配伍的概念、对象及应用范围，其应用已经不限于小儿及推拿范畴，而是扩展到了成人的经脉、腧穴及脏腑，形成了湖湘五经配伍的以五行为基础，以五经为核心，以经络为通路，运用针刺、艾灸和推拿等多种手段进行综合调控的特色（图2-3）。

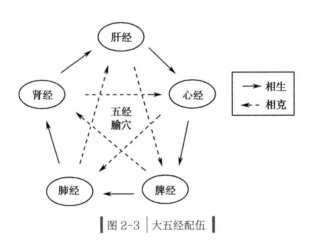

图 2-3 │ 大五经配伍

（三）**广五经（衍义五经）理论**

经过进一步发展和深化后，五经配伍理论演化成为以五行学说结合人体经络系统进行辨证施治的独特理论，即广五经（衍义五经）。该理论主张"先辨病归经，再认穴施治"，认为当先通过经络辨证，找到其所患疾病的本经及其相应的"本经、我生经、生我经、我克经、克我经"，再根据相应的穴性选取经穴，组合配伍后，运用针刺、艾灸或者推拿方法进行治疗，从而达到调控人体功能、防治疾病的目的。

广五经是五经配伍理论的第三个阶段，这个阶段的发展主张理论与临床实践相结合，注重通过疾病的病位、病因病机，经过经络辨证后找到合理的腧穴，组合配伍进行临床施治，体现了通过五经配伍进行临床辨证施治的过程。如胃痛的诊治过程中，其病位在胃腑，胃气失和、不通则痛，或胃失濡养、不荣则痛为本病病机。根据"虚补实泻、抑强扶弱"的治疗原则，辨证为实证，病机属不通则痛者，实则泻其子，扶助"我克"之经，即泻本经胃经子穴、子经大肠经、肺经子穴，扶我"所胜"肾经、膀胱经。辨证为虚证，病机属不荣则痛者，虚则补其母，抑制"克我"之经，扶助相表里之经，补本经胃经母穴、母经小肠经、三焦经穴，泻"胜我"经肝经、胆经，扶助表里经、衔接经脾经。

✧ 第二节　流派的配穴特色

一、小儿特定穴及"小五经"配穴特色

在小儿推拿穴位中，除了运用十四经及经外奇穴外，还有许多特定的穴（部）位。这些特定的穴，多分布在头面及四肢（特别是在双手），正所谓"小儿百脉汇于两掌"。穴位形状不仅有

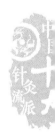

"点"，而且有"线"和"面"。如三关、六腑、天河水等都是线状穴位，板门、腹等穴都是面状穴位。小儿推拿特定穴位的名称和位置有些和十四穴经、经外奇穴相似，有些则各家说法不一致，形成了不同小儿推拿流派。本书涉及小儿特定穴位，根据本流派第四代主要代表性传承人刘开运及弟子目前临床运用及一般的看法而定。

本节主要介绍小儿推拿穴位位置、操作及次数（或时间）、作用、主治及临床应用等，其中操作次数一般以治疗 3 岁左右的患儿为参考。临床应用时，要根据患儿年龄大小、体质强弱和病情轻重进行增减。上肢穴位，一般不分男女，习惯于推拿左手，也可推拿右手，下肢亦同。

（一）头面部

表 1　头面部常用小儿特定穴（6 个）

穴位	位置	功效	主治	操作
天门（攒竹）	在面部，眉头凹陷中，额切迹处。从眉间中点（印堂）起，直上至前发际（神庭穴），成一直线	祛风散寒，醒脑明目，镇惊安神	发热，头痛，感冒，精神萎靡，惊惕不安，眼疾诸病症	用两拇指侧面从印堂推至神庭，两手交替直推 24 次。此法名"开天门"，亦称"推攒竹"
坎宫	自眉头起至眉梢成一横线上缘，左右两穴	祛风散寒，醒脑明目，止头痛	外感发热，惊风，头痛，目赤肿痛	用两拇指正面从印堂穴处沿着眉头向眉梢分推 24 次。此推法名"推坎宫"，又名"头部分阴阳"

续表

穴位	位置	功效	主治	操作
太阳	在头部，眉梢与目外眦之间，向后约一横指的凹陷中	①推太阳：祛风散寒，醒脑明目 ②按揉太阳：治外感头痛 ③运太阳：发汗解表，止汗（男：左太阳发汗为泻法，右太阳发汗为补法；女：左太阳发汗为补法，右太阳发汗为泻法）	外感发热，头痛，目赤肿痛，汗证，热厥	①推太阳：用拇指桡侧分别在左右两太阳穴处向后直推24次左右 ②按揉太阳：用左手或右手的中指端，揉按太阳穴，方向向耳的方向揉转，揉中加按，即每揉5次按压2次，共24次左右 ③运太阳：用大指或中指在太阳穴周围运转
耳后高骨（耳后、耳背、高骨）	两耳后，乳突后缘与后发际交界处	疏风解表，止咳化痰，安神除烦	咳痰，头痛，惊风，烦躁不安	用拇指或中指指面做按揉法，揉5次按2次，共计24次左右
天柱	颈后发际正中至大椎穴，沿颈椎棘突成一直线	降逆止呕，祛风散寒，定惊	呕恶，项强，发热，惊风	用拇指或示、中两指自上而下直推50～100次，称推天柱。或用汤匙边蘸水自上向下刮，刮至皮下轻度瘀血即可
大天心（眉心）	在头部，两眉毛内侧段中间的凹陷中	醒脑提神，祛风通窍	感冒，头痛，抽搐，昏厥	用拇指甲掐后，再加揉之。掐5次左右，揉20～50次

（二）胸腹部

表2 胸腹部常用小儿特定穴（8个）

穴位	位置	功效	主治	操作
心演（膻中、演心）	在胸部，平第4肋间隙，前正中线上	宽胸理气，止咳化痰，降逆止呕	胸闷，吐逆，咳喘，痰鸣等	用拇指或中指面按而揉之数十下，名揉按膻中；揉后再用两手中指从膻中左右分推数十下，名分推膻中；继用示指、中指、无名指由胸骨切迹往下推数十下，名直推膻中；接着用示指、中指分别由第1肋间起按压每个肋间，至第5肋间止，连续按压3~5次，名按压肋间。以上推法亦称为"推胸法"
乳旁	乳头向外旁开2分	理气宽胸，止咳平喘，降逆止呕	胸闷，咳嗽，痰喘，呕吐	用拇指或中指端按揉20次左右
乳根	在胸部，第5肋间隙，前正中线旁开4寸	宽心理气，止咳平喘	胸闷咳嗽，痰喘	用中指或拇指的指端按揉20次左右
腹部	上腹部	健脾和胃，理气消食	腹胀，腹痛，消化不良，恶心呕吐	沿肋弓角边缘或自中脘至脐，向两旁分推，称分推腹阴阳；掌或四指摩，称摩腹。分推100~200次；摩5分钟
中脘	在上腹部，脐中上4寸，前正中线上	健脾和胃，消食导滞	腹痛，胀满，积滞，呕吐，泄泻，食欲不振等	用中指面做顺时针方向揉转数十次，名为安中调中法；逆时针方向揉转数十下，名为补中法；先顺时针方向揉转数十次，接着由上往下直推，次数为揉转数的1/2，为消导法。以上三法总称"推腹法"

穴位	位置	功效	主治	操作
肚脐 （神阙、 气舍）	在脐区，脐 中央	温阳散寒， 健脾和胃， 消食导滞， 涩肠固脱	食积腹胀，肠 鸣腹痛，便 秘，吐泻	用中指端揉转数十次，加按 3~5次，称揉按肚脐；指 摩或掌摩，称摩脐
丹田	小腹部中 点，脐下 2.5寸	培肾固本， 温补下元， 分清别浊	腹泻，腹痛， 遗尿，脱肛， 疝气，尿潴留	或揉、或摩、或推，分别称 为揉丹田，或摩丹田，或推 丹田。揉200~300次， 摩5分钟，推为揉数的一半
肚角	脐下2寸， 旁开2寸， 大筋处	止痛，止泻	腹痛，腹泻	用双手拇指、示指、中指三 指做拿法，称拿肚角；或用 中指端按，称按肚角。拿或 按3~5次

（三）肩背腰骶部

表3　肩背腰骶部常用小儿特定（7个）

穴位	位置	功效	主治	操作
肩井 （膊井）	在肩胛区， 第7颈椎 棘突与肩峰 最外侧点连 线的中点	宣通气血， 发汗解表	感冒，惊 厥，肩背部 疼痛	拇指与示指、中指二指对称用 力提拿肩井，称拿肩井。用指 端按其穴称按肩井。每次治疗 拿或按约5次。拿按肩井3~5 次，为本流派关窍手法
创新	在脊柱区， 第1胸椎 棘突旁开2 横指处，左 右各1穴	止咳平喘	咳嗽，哮喘	用拇指或中指指端揉按约30 次
肺俞	在脊柱区， 第3胸椎 棘突下，后 正中线旁开 1.5寸	宣肺止咳， 化痰退热	喘咳，痰 鸣，胸闷， 胸痛，发热 等	用拇指或中指面揉20~30 次，称揉肺俞；两拇指分别自 肩胛骨内缘从上向下呈"介" 字形推50~100次，称推肺 俞；用盐粉或姜汁分别自肩胛 骨内缘从上向下擦之，以皮肤 发红为度，称盐擦"八"字。 以上诸法总称推背法或称全推 揉肺俞

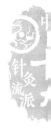

续表

穴位	位置	功效	主治	操作
脊柱骨	大椎至长强成一直线	清热镇惊	发热，惊风	用示指、中指面从大椎直推至骶椎（长强）名"推脊"。每次治疗推100~300次
脊	脊柱两旁，由肺俞至肾俞之间	调阴阳，理气血，和脏腑，通经络，培元气	疳积，吐泻，腹痛，便秘，夜啼等	用捏法，由肾俞处往上翻至肺俞，两侧各3~5次，此法俗称"翻皮"
七节骨	位于腰骶正中，命门至尾骨端一线。第4腰椎至尾骨端（长强）成一直线	推上七节能温阳止泻；推下七节能泻热通便	泄泻，脱肛，便秘	用拇指侧面或示指、中指两指面自下向上或自上向下直推，分别称推上七节和推下七节。每次治疗推60~200次
龟尾（尾闾、长强、尾尻）	位于尾椎骨端	止泻，固脱，通便	泄泻，便秘，脱肛，遗尿	用拇指端或中指端揉按，分别称揉龟尾或按揉龟尾

（四）上肢部

表4　上肢部常用小儿特定穴（26个）

穴位	位置	功效	主治	操作
总筋	位于手腕掌侧横纹的中点	清心经热，散结止痉，通调气机	惊风，抽搐，夜啼，口舌生疮，潮热牙痛等	用拇指指甲掐或指端按揉之，分别称掐总筋和按揉总筋。每次掐24次，揉24次左右
阴阳（大横纹）	位于总筋两旁，小指（尺）侧为阴，又称阴池，相当于"神门"，神门属手少阴心经。拇指（桡）侧为阳，又称阳池，相当于"太渊"，太渊属手太阴肺经	调和阴阳	寒热往来，腹胀，吐泻，食积，痢疾，烦躁不安等	用两手拇指从总筋处向左右两边分推20~30次。本法又名"分阴阳"

续表

穴位	位置	功效	主治	操作
板门	①从虎口经鱼际直至总筋之间的一条线即是此穴部 ②大鱼际最高点为板门 ③整个大鱼际	止咳嗽，健脾胃，止吐泻	食积，腹胀，食欲不振，呕吐，腹泻，咳喘等	在大鱼际肌中点用示指端揉，称揉板门。用拇指推法自拇指根（即虎口）推向腕横纹；或板门推向腕横纹，称推板门
脾经	位于拇指末节螺纹面	健脾胃，补气血，清湿热，止吐泻	腹泻，呕吐，疳积，食欲不振，便秘，痢疾等	用拇指螺纹面贴在小儿拇指螺纹面上做旋推为补脾经法；直推为清脾经法
肝经	位于示指末节螺纹面	平肝息风，开郁除烦	急慢惊风，烦躁不宁，目赤，口苦，咽干等	旋推为补，称补肝经；直推为清，称清肝经。补肝经和清肝经统称推肝经。每次治疗推100~500次
心经 （心火）	位于中指末节螺纹面	清心除烦，补益气血	高热神昏，五心烦热，口舌生疮，小便赤涩，心血不足，夜啼，惊惕不安等	旋推为补，称补心经；直推为清，称清心经。补心经和清心经统称推心经。每次治疗推100~500次
肺经 （肺金）	位于无名指末节螺纹面	宣肺清热，化痰止咳，疏风解表，补益肺气	感冒，发热，咳嗽，胸闷，气喘，咽喉肿痛，肺虚等	旋推为补，称补肺经；直推为清，称清肺经。补肺经和清肺经统称推肺经。每次治疗推100~500次
肾经 （肾才）	位于小指末节螺纹面	滋补肾阴，温养下元，清利下焦湿热	久病体虚，肾虚腹泻，遗尿，虚喘，小便赤色不利，癃闭等	旋推为补，称补肾经；直推为清，称清肾经。补肾经和清肾经统称推肾经。每次治疗推100~500次
后溪	在手第5掌指关节尺侧近端赤白肉际凹陷中	清热利尿	膀胱湿热，小便短赤涩痛	用拇指面向小鱼际部直推约100次

穴位	位置	功效	主治	操作
大肠（**小三关，指三关**）	示指掌面桡侧缘，自示指尖至虎口成一直线	清利大肠湿热	腹泻，脱肛，痢疾，便秘	从示指尖直推向虎口，称推大肠
小天心	在内劳宫与总筋连线的上 1/3 与下 2/3 的交界处	镇惊安神，清热除烦	惊风，抽搐，烦躁不安，夜啼，阴虚内热，久热不退	用拇指指端或中指端揉按，称揉按小天心；用拇指甲掐，称掐小天心。治疗时揉按 20～30 次，掐 5～10 次
内劳宫	在掌区，第 2、3 掌骨之间偏于第 3 掌骨，握拳屈指中指尖处	清热除烦	发热，烦渴，口疮，齿龈糜烂，虚烦内热等	用掐法、揉法，分别称为掐内劳或揉内劳，临床往往用掐后加揉，每次掐揉 20～30 次
内八卦	掌心周围，通常以内劳宫为圆心，以内劳宫至中指根的 2/3 为半径作圆	宽胸利膈，理气化痰，消食导滞	胸闷气逆，泄泻，呕吐	用拇指面做运法，称运八卦；或用掐法，称掐八卦。治疗时运 49 次，或左右各掐 7 次
四横纹（**四缝**）	在手指，第 2～5 指掌面近侧指间关节横纹的中央，一手四穴	行气导滞，清热除烦	疳积，腹痛腹胀，烦热等	用拇指甲掐。各掐 4～5 次，继加揉各 5～6 次
老龙	中指甲根正中后 1 分处	开窍醒神	主要用于急救	用掐法，称掐老龙
精宁	在手背，第 4、5 掌骨间，第 4 掌指关节近端凹陷中	行气，破结，化痰	气喘，干呕，惊风	用掐法，称掐精宁。每次掐 3～5 次
端正	中指甲根两侧赤白肉处，桡侧称左端正，尺侧称右端正	降逆止呕，升提止泻，镇惊，止衄	水泻，痢疾等	用拇指甲掐或拇指螺纹面揉，分别称掐端正和揉端正。每次掐 5 次，揉 50 次
二扇门	二扇门又称左、右扇门，一手两穴，位于手背第 3 掌骨两旁	发汗，退热，镇惊止搐	急惊抽搐，口眼歪斜，身热无汗	拇指、示指甲掐之（掐后加揉）称掐二扇门；拇指偏锋按揉，或用示指、中指端按揉，称按揉二扇门。每次掐 5 次，揉按约 100 次

穴位	位置	功效	主治	操作
二人上马 （上马、 二马）	在手背部，当第4、5指间，指蹼上方赤白肉际凹陷处（按：相当于"液门"穴，属于手少阳三焦经）	滋阴补肾，顺气散结，利尿通淋	虚热喘咳，小便赤色淋漓，腹痛，牙痛，睡时磨牙等	用拇指端揉或指甲掐称揉上马或掐上马。每次掐 20～30 次，揉 100～150 次
外劳宫	在手背，第2、3掌骨间，掌指关节后0.5寸（指寸）凹陷中	温阳散寒，升阳举陷，发寒解表	风寒感冒，受寒腹痛，肠鸣腹泻，脱肛，遗尿，寒疝	用拇指端或中指端揉按，称揉外劳宫；用指掐，称掐外劳宫。每次掐 5 次，揉按约 100 次
外八卦	掌背外劳宫周围，与内八卦相对	开胸理气，通利血脉	胸闷，腹胀，便结等	用拇指做运法，称运外八卦
一窝风 （外一窝 风）	位于手背腕横纹正中凹陷处	祛风散寒，温中行气，止疼痛，利关节	外感无汗，腹痛，关节痹痛，瘙痒等	用中指端按揉，称按揉一窝风。每次治疗按揉约 100 次
阳池	在腕背横纹中，当指伸肌腱的尺侧缘凹陷处	止头痛，利尿，通便	头痛，尿赤，便秘	用拇指掐阳池 3～5 次
三关 （大三 关）	位于前臂桡侧，阳池至曲池成一直线	发汗解表，温阳散寒	气血虚弱，病后体弱，阳虚肢冷，腹痛，腹泻，斑丘疹，疹出不透以及感冒风寒等一切虚寒病症	用拇指桡侧面或示指、中指面自腕背推向肘，称推上三关；用示指、中指面自肘推向腕背，称推下三关。每次治疗推约 100 次（按：男，三关推上；女，三关推下）
六腑	前臂尺侧缘，阴池（神门）至肘（少海）成一直线	清热，凉血，解毒	一切实热病证，如高热烦渴，惊风，口疮，木舌，重舌，咽痛，腮腺炎和大便秘结干燥等	用拇指面或示指、中指面自肘推向腕或自腕推向肘，称退六腑或推六腑。每次治疗推 100～300 次，或推至该处皮肤发凉为度（按：男，推下六腑；女，推上六腑）

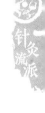

穴位	位置	功效	主治	操作
天河水	前臂正中，总筋至洪池（曲泽）成一直线	清热，解表，泻火除烦	外感发热、潮热、高热，烦躁不安，口渴，弄舌，惊风等一切实热病证	两示指、中指面沾水自腕推向肘，每推1次，结合吹气一口（按：另也有不结合吹气之说），称清推天河水；用示指、中指沾水自总筋处，一起一落交互打如弹琴状，直至洪池，每拍打一番同时结合吹气一口，称打马过天河。前后两法速度的移动宜慢不宜快。治疗以该处皮肤发凉为度，总的原则：吹气不超过18口气

（五）下肢部

表5　下肢部常用小儿特定穴（5个）

穴位	位置	功效	主治	操作
箕门	大腿内侧，膝盖上缘至腹股沟成一直线	利尿通淋	小便赤涩不利，尿闭，水泻等	用示指、中指自膝盖内上缘至腹股沟部做直线推法，称推箕门。每次治疗推100～300次
百虫（血海、百虫窝）	在股前区，髌底内侧端上3寸	通经络，止抽搐	四肢抽搐，下肢痿痹	用拿法，称拿百虫。每次拿约5次
膝眼（鬼眼）	在膝部，髌骨下缘，髌韧带内外侧凹陷处的中央	通经络，止抽搐	下肢痿软，惊风抽搐	用按揉法，称按膝眼。用拿法，称拿膝眼或拿鬼眼。每次按揉或拿约10次

续表

穴位	位置	功效	主治	操作
前承山（中膁、子母、条口）	在小腿外侧，犊鼻下8寸，犊鼻与解溪连线上	解痉止搐	惊风下肢抽搐	用掐揉或拿法，称掐前承山、揉前承山或拿前承山。每次掐、拿约5次，揉约30次
涌泉	在足底，屈足卷趾时足心最凹陷处（当足底第2、3趾蹼缘与足跟连线的前1/3与后2/3的交点处）	清热除烦，止吐止泻	发热，呕吐，腹泻，五心烦热	用揉法，或揉按法，分别称揉涌泉和揉按涌泉。每次治疗揉50~100次

二、"广义五经"与"衍义五经"的配穴特色

五经配伍理论的发展，主要经历了小五经（狭义五经）、大五经（广义五经）及广五经（衍义五经）三个阶段。在不同发展阶段均具有其特色。

（一）小五经（狭义五经）

是指刘氏小儿推拿中与五脏相应的五个腧穴，各穴位置在相应手指的螺纹面，从拇指至小指分别称脾经、肝经、心经、肺经、肾经。详见第二章第一节。

（二）大五经（广义五经）

是指人体经络系统中的肝经、心经、脾经、肺经、肾经五条经脉。详见第二章第一节。

（三）广五经（衍义五经）

是以五行学说结合人体经络系统进行辨证施治的独特理论，该理论主张"先辨病归经，再认穴施治"，详见第二章第一节。

✧ 第三节 流派的技术特色

一、湖湘特色针法

湖湘五经配伍针推学术流派经过几代人的研究，形成了自己独特的学术思想，并总结了一系列特色针法，获得了良好的临床、经济和社会效益，在业内影响颇广。

（一）湖湘五经配伍针法

"针经治脏"是在本流派"五经配伍"思想指导下的一个分支脉络，是指在经络脏腑辨证、五行生克理论指导下，针刺我经及与我经相关的其他四经（子母经、克侮经）的穴位来调节相应脏腑的阴阳偏衰，治疗脏腑相关疾病，即运用针术实行五经配伍治脏腑病。强调五行生克制化之理，确定补母、泻子、抑强、扶弱等治疗方法，对五脏进行系统调控，达到治病求本的目的。由于经络的特殊性、交叉性，其相互关系包括本经、表里经和同名经、生克经等多种关系，这从"大五经"角度亦体现了注重经络整体的取穴治病特点。基于"一经司控多脏，多经司控一脏，多经对多脏交叉调控"等学术主张，"针经治脏"具有针经调脏、针经补脏、针经养脏的作用，而手法、方法、刺激量、疗程是影响针经治脏的关键因素。

（二）足阳明胃经三段取穴法

严洁教授"三段取穴法"是沿足阳明胃经循行路线，在其循行分布的头面、躯干及下肢三段分别取四白、梁门、足三里穴为主，依据中医基础理论和四诊合参的病史收集辨证论治，施以针刺补泻手法治疗与胃腑病相关的方法。严洁教授从"七·五攻关""八·五攀登""九·五攀登"预选项目"经络的研究"课题中"经脉与脏腑相关"分题研究，及国家自然科学基金、中医药重大基础研究课题、国家"973"计划项目等课题 20 多年的研究中，始终以经脉–脏腑相关为主攻方向，以"足阳明胃经与胃相关"为突破口，以浅表性胃炎（胃黏膜损伤）、功能性消化不良（胃肠动力低下）为靶点，进行了大量的机理研究与临床观察。从中枢到外周通路，从效应到物质，从功能到形态，从基因表达到蛋白组学等多方面、多层次进行了实验机理的探讨，提出了"经脉脏腑与肽能神经相关"的假说，证实了四白、梁门、足三里三段取穴针刺对"胃黏膜损伤"的保护与修复作用，及对胃动力的调整效应等，并在临床予以推广应用，疗效显著。

（三）张力平衡针法

脑卒中后痉挛性瘫痪的治疗是脑卒中患者后期康复的重点和难点，章薇教授总结多年的临床经验，主持研发了治疗痉挛瘫痪的"张力平衡针"法，该法 2005 年被国家中医药管理局确定为全国推广治法 100 项之一。

1. 技术特色

张力平衡针法疗效确切，操作方便，安全可行，患者易于接受，适宜于临床推广应用。

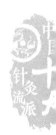

2. 适应病证

脑卒中痉挛瘫痪恢复期或后遗症期患者，年龄 45～70 岁。或小儿脑瘫、截瘫、脑外伤等中枢神经系统疾病表现为肌张力增高、痉挛拘急状态者。

3. 治疗方法

器械准备：无菌针灸针（直径 0.32mm，长 40mm 毫针）

操作步骤：

【体位】取仰卧位，患侧上肢置体旁，手臂伸直，掌心向躯干；患侧下肢自然伸直，腘窝处垫高 1.5cm 左右，支撑踝关节保持中立位。

【取穴】上肢屈肌侧：极泉、尺泽、大陵；上肢伸肌侧：肩髃、天井、阳池；下肢伸肌侧：血海、梁丘、照海；下肢屈肌侧：髀关、曲泉、解溪、申脉（具体见表 6）

【手法】①弱化手法：先取上肢屈肌侧和下肢伸肌侧穴位。用 75% 乙醇棉球消毒穴位，取毫针，快速刺入各穴，捻转和角度为 90° 左右，频率为 100 次 / 分左右，得气后每穴行柔和均匀的捻转手法 1 分钟，以不出现肌肉抽动为度，出针轻慢。②强化手法：后取上肢伸肌侧和下肢屈肌侧穴位。常规消毒，取毫针，快速刺入各穴，得气后每穴行较强的提插捻转手法 1 分钟，根据肌肉丰厚度，提插幅度 1～3cm，频率为 50 次 / 分，捻转角度为 180° 左右，频率为 60 次 / 分，以出现较强针感为度，出针较快。

表6 张力平衡针法取穴及针刺角度、深度技术标准

穴位	取穴标准	针刺角度	针刺深度
极泉	上臂外展，在腋窝正中腋动脉搏动处	避开动脉直刺	2cm
尺泽	微屈肘，在肘横纹上，肱二头肌腱的桡侧缘	直刺	3cm
大陵	仰掌，于腕横纹正中，当掌长肌腱与桡侧腕屈肌腱之间	直刺	1cm
肩髃	在肩峰前下方，当肩峰与肱骨大结节之间取穴	针尖朝向臂直刺	4cm
天井	尺骨鹰嘴后上方，屈肘呈凹陷处	直刺	1cm
阳池	在手背横纹上，当指总伸肌腱尺侧凹陷处	直刺	1cm
梁丘	仰卧，在膝髌上外缘上二寸凹陷处，当髂前上棘与髌骨外上缘之连线取穴	针尖斜向大腿内侧	3cm
血海	屈膝，髌骨内上缘上2寸，当股四头肌内侧头隆起处	针尖斜向大腿前侧	3cm
照海	在内踝正下缘之凹陷中取穴	针尖斜向赏上刺	2cm
髀关	仰卧，在髂前上棘与髌骨外缘的连线上，平臀横纹，与承扶穴相对处取穴	直刺	5cm
曲泉	屈膝，在膝关节内侧横纹头上方，当胫骨内踝之后，于半膜肌、半肌腱止端之前上方取穴	针尖斜向大腿后侧	3cm
申脉	于外踝正下方凹陷中取穴	针尖斜向上方刺	2cm
解溪	平齐外踝高点，在足背与小腿交接处的横纹中，踇长伸肌腱与趾长伸肌腱之间取穴	避开动脉直刺	1.5cm

4. 治疗时间及疗程

留针30分钟，出针前分别用上述手法运针1分钟，每日1次。10天为一个疗程，疗程之间隔两天，连续治疗观察3~4个疗程。

5. 禁忌证

对脑卒中急性期患者，生命体征不稳定及神志不清者，伴有严重糖尿病者，严重感染，严重心脏病，恶性高血压，肝肾功能不全，造血系统疾病者慎用。排除精神病、艾滋病，以及肝炎、结核等传染病史者。

6. 注意事项

痉挛瘫痪患者因痉挛状态及肌张力增高，容易出现滞针，故病人体位要舒适，留针期间不得随便变动体位。医者手法要熟练，进针宜轻巧快捷，提插捻转要指力均匀，行针捻转角度不宜过大，运针不宜用力过猛。

（四）聪脑通络针法

小儿脑瘫是出生前到生后 1 个月内各种原因引起的脑损伤或发育缺陷所致的运动障碍及姿势异常，陈俊军教授总结多年临床经验，采用聪脑通络法针刺治疗小儿脑瘫取得了较为满意的效果，该法能明显改善患儿残疾程度，且针刺腰背部及四肢不留针，患儿易于配合，大大减少了其痛苦，家长更易于接受。具体方法介绍如下：

1. 取穴

头穴线：顶中线（督脉，头部正中线入前发际 0.5 寸处为进针点）；顶旁线（膀胱经，头部正中线旁开 1.5 寸，入前发际 2.5 寸处为进针点）；枕中线（督脉，头部正中线入后发际上 2.5 寸处为进针点）；枕旁线（膀胱经，头部正中线旁开 1.3 寸，后发际直上 2.5 寸处为进针点）；颞线（耳尖直上 2 寸处为进针点）。

腰背部腧穴：大椎、筋缩、命门、腰阳关。

四肢部腧穴：合谷、内关、三阴交、脑清（位于踝关节前横纹中点直上2寸，即解溪上2寸）。

2. 针具选择

选用0.30mm×25mm普通型不锈钢针灸针。

3. 具体操作

针刺头穴线：患儿取抱坐位，助手或家长固定患儿头部。①顶中线：第1针从神庭进针，沿该线向后透刺20mm；第2针从神庭与百会的中点处刺入，沿线向百会透刺20mm；第3针从百会刺入，沿线向后顶透刺20mm。②顶旁线：将该线等分，第1针从承光穴进针，沿线向后透刺20mm；第2针从该线中点处刺入，沿线向络却透刺20mm。③枕中线：从脑户进针，向下透刺20mm。④枕旁线：从玉枕进针，向下透刺20mm。⑤颞线：耳尖直上2寸处向下透刺20mm。均呈15°角进针刺入帽状腱膜下，沿线透刺20mm。快速捻转手法：术者右手示指第1、2指间关节呈半屈曲状，用示指桡侧面与拇指掌侧面捏拉针柄，然后以示指掌指关节不断屈伸，使针体转动，每穴行针5～10秒（按年龄大小、体质强弱确定行针时间）。留针30分钟，中间行针1次，手法同上。

针腰背部腧穴：患儿俯卧位，选用针具与针刺头穴线针具相同。从下至上取穴，快速进针直刺15～20mm（以肌肉厚薄而定），行小角度捻转平补平泻手法，每穴行针5～10秒后出针。

针四肢部腧穴：患儿取抱坐位或仰卧位，具体操作同腰背部

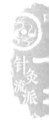

腧穴。

头穴线每天针刺 1 次，腰背部、四肢部腧穴隔日交替。

二、湖湘特色灸法

（一）湖湘隔药饼灸

1. 定义

在艾炷与皮肤之间垫隔适当的中药材制成的药饼后施灸的一种方法，通过中药、艾灸和穴位的共同作用，刺激机体组织以调和气血、疏通经络，从整体上调节脏腑功能，以达到治病防病、养生保健的目的。

2. 操作步骤与要求

（1）施术前准备

【灸材选择】选择合适的清艾绒，检查艾绒有无霉变、潮湿，并适当处理成大小、形状等合适的艾炷。准备好所选用的药材，检查药材有无变质、霉变、潮湿，并适当处理成大小、形状、平整度等合适的药饼。准备好火柴、打火机、线香、纸捻等点火工具，以及治疗盘、弯盘、镊子等辅助用具。

【穴位选择及定位】穴位的选择依据中医治未病的诊疗标准，根据病症选取适当的穴位或治疗部位。穴位的定位应符合 GB/T 12346 及 GB/T 13734 的规定。

【体位选择】选择患者舒适、术者便于操作的治疗体位。

【环境要求】应注意环境清洁卫生，避免污染。

【消毒】部位消毒：隔药饼灸施灸部位可用含75%乙醇或0.5%～1%碘伏的棉球在施灸部位由中心向外做环行擦拭消毒。术者消毒：术者双手应用肥皂或洗手液清洗干净，再用含75%乙醇棉球擦拭。

（2）施术方法

★ 将备好的中药材制成的药饼放在施灸部位，再把艾炷放在药饼上，自艾炷顶端点燃艾炷。

★ 艾炷燃烧至局部皮肤潮红、病人有痛觉时，可将间隔药饼稍许上提，使之离开皮肤片刻，旋即放下，再行灸治，反复进行。

★ 需刺激量轻者，在病人有痛觉时，即移去艾炷，或更换另一艾炷续灸，直至灸足应灸的壮数；需刺激量重者，在病人有痛觉时，术者可用手在施灸穴位的周围轻轻拍打或抓挠，以分散患者注意力，减轻施灸时的痛苦，待艾炷燃毕，再更换另一艾炷续灸，直至灸足应灸的壮数。

（3）施术后处理

★ 隔药饼灸后，皮肤多有红晕和灼热感，不需处理，可自行消失。

★ 隔药饼灸后，如对表皮基底层以上的皮肤组织造成灼伤可发生水肿或水疱。如水疱直径在1cm左右，一般不需任何处理，待其自行吸收即可；如水疱较大，可用消毒针剪刺破疱皮放出水疱内容物，涂搽消炎膏药以防止感染；若情况严重，请外科

医生或烧伤科医生协助处理。

★ 隔药饼灸若伤及皮肤基底层，局部消炎抗感染处理；若伤及部位较深或情况严重，请外科医生或烧伤科医生协助处理。

3. 注意事项

（1）药饼的配方及制作应据病证而定，强调辨证施治的原则。

（2）药饼一般要求新鲜配制，现制现用；每只药饼只能使用一次。

（3）治疗过程中，严格操作规范，药饼的放置应当平稳，移动时要小心谨慎，注意防止艾炷倾倒而烫伤皮肤或烧坏衣被。同时注意患者对温热刺激的接受程度，如感到烧灼，应当及时处理，以防烧伤、晕灸的发生。

（4）若发生晕灸后应立即停止艾灸，使患者头低位平卧，注意保暖，轻者一般休息片刻，或饮温开水后即可恢复；重者可掐按人中、内关、足三里即可恢复；严重时按晕厥处理。

（5）患者在精神紧张、大汗、劳累后或饥饿时不适宜应用本疗法。

（6）隔药饼灸结束后，应将艾炷彻底熄灭，防止再燃。

（二）湖湘火龙灸

取大蒜500g，去皮捣成蒜泥，使患者俯卧，于其脊柱正中，自大椎穴至腰俞穴铺蒜泥一层，约2.5cm厚，6cm宽，周围用棉皮纸封固，然后用中艾炷在大椎穴及腰俞穴点火施灸，不计壮数，直到患者自觉口中有蒜味时停灸。灸后，以温开水渗湿棉皮纸周围，移去蒜泥。因蒜泥和火热的刺激，脊部正中多起水疱，局部应注意防护。本法主要用来治疗虚劳顽痹等证。

（三）湖湘隔核桃壳灸

本法又称隔核桃壳眼镜灸。取核桃 1 个从中线劈开，去仁，取壳备用（壳有裂缝者不可用）。用细铁丝制成一副眼镜形，镜框的外方再用铁丝向内弯一个钩形，高和长均约 2cm，以备施灸时插艾卷用。灸治前先将核桃壳放于菊花液中浸泡 3～5 分钟，取出套在镜框上，插上艾卷长约 1.5cm，点燃后戴在患眼上施灸。本法具有祛风明目、活血通络、消炎镇痛等作用，可用于结膜炎、近视眼、中心性视网膜炎及视神经萎缩等证。

（四）湖湘三伏三九贴

湖湘三伏三九贴是指在三伏天和三九天将秘方特制的中药膏贴敷于人体特定穴位的一种中医内病外治疗法，它包含"冬病夏治"和"冬病冬防"这两个时间段的治疗。伏九贴敷疗法是根据祖国医学"春夏养阳，秋冬养阴"，"天人相应，天人合一"，人与自然和谐统一的理论，为顺应天地四时气候特性而变通应用的一种内病外治疗法，以强筋健体、改善体质、增强抗病能力，达到防治疾病保健的目的。

三伏贴配方：主要成分有白芥子、延胡索、甘遂、细辛、生姜、麝香、麻黄、肉桂、小茴香、黄芪、苍术、沉香、肉桂、冰片、川贝等。在一年之中最为炎热的"三伏"期间，利用夏季天气炎热、人体阳气充沛、气血旺盛、毛孔扩大的有利时机，进行

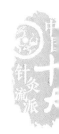

穴位贴敷，以促进血液循环、改善内分泌、增强体质、祛除寒邪，从根本上改善体质、增强免疫力，达到祛病、防病、养生的功效，属冬病夏治。

三九贴配方：主要成分有白芥子、延胡索、甘遂、细辛、肉桂、白术、苍术、生姜等。在一年之中最为寒冷，人体阳气敛藏、阴气最为旺盛、气血运行缓慢，气血不畅、皮肤干燥、毛孔闭塞，以及防御功能和抵抗力大大降低，致使诸多疾病易犯的三九天，进行穴位贴敷，以疏散风寒、温补肺肾，达到疏通经络、平衡阴阳、止咳平喘、调和脏腑，达到防治疾病、延年益寿的功效。同时还能够对三伏贴疗效起到巩固和加强的作用，达到夏养三伏、冬补三九的目的，属冬病冬防。

（五）百发神针

百发神针是一种药物艾条灸法，具体方法如下：

【药物组成】乳香、没药、生川附子、血竭、川乌、草乌、檀香末、大贝母、麝香各9g，母丁香49粒，以上药物研成细末，和匀，艾绒30g。

【制作方法】以桑皮纸1张，宽约30cm见方，先取艾绒30g，均匀摊在纸上；每次取药末6g，均匀掺在艾绒里，然后卷紧如爆竹状，外用鸡蛋清涂抹，再糊上桑皮纸一层，两头留空纸3cm许，捻紧即成药物艾条。施灸时先选穴定位，将艾条点燃一端施灸。

【临床应用】临床上主要用于偏正头痛，漏肩风，鹤膝风，半身不遂，痞块，腰痛，疝气及痈疽等症。

（六）湖湘消痹神火针

湖湘消痹神火针也是一种药物艾条灸法，具体方法如下：

【药物组成】蜈蚣1条，五灵脂、雄黄、乳香、没药、阿魏、三棱、木鳖、文术、甘草、皮硝各3g，闹羊花、硫黄、穿山甲、牙皂各6g，麝香9g，甘遂1.5g，以上药物研成细末，和匀，艾绒60g。

【制作方法】以桑皮纸1张，宽约30cm见方，先取艾绒24g，均匀摊在纸上；每次取药末6g，均匀掺在艾绒里，然后卷紧如爆竹状，外用鸡蛋清涂抹，再糊上桑皮纸一层，两头留空纸3cm许，捻紧即成药物艾条。施灸时先选穴定位，将艾条点燃一端施灸。

【临床应用】具有通经活络，散瘀活血、消痞破积、化痰软坚，宣痹镇痛的作用。主治偏食消瘦、积聚痞块等证。

（七）湖湘阴证散毒针

湖湘阴证散毒针也是一种药物艾条灸法，具体方法如下：

【药物组成】乳香、没药、羌活、独活、川乌、草乌、白芷、细辛、牙皂、硫黄、穿山甲、大贝母、五灵脂、肉桂、雄黄各3g，蟾酥、麝香各1g，以上药物研成细末，和匀，艾绒30g。

【制作方法】以桑皮纸1张，宽约30cm见方，先取艾绒30g，均匀摊在纸上；每次取药末6g，均匀掺在艾绒里，然后卷紧如爆竹状，外用鸡蛋清涂抹，再糊上桑皮纸一层，两头留空纸

3cm许，捻紧即成药物艾条。施灸时先选穴定位，将艾条点燃一端施灸。

【临床应用】具有温经通络、散瘀活血、化痰散结、消阴解毒的作用。主治痈疽阴证。

三、湖湘小儿推拿

小儿推拿手法是以手为主进行各种不同的操作方法。它是与成人推拿手法相对而言的，实际上大多数手法的名称与成人手法相同，只是在运用时，由于小儿的生理和病理特点不同，所以具体操作方法和要求有些不同，如推拿手法总的要求是"持久、有力、均匀、柔和、深透"，但在小儿推拿中，则更要注意"轻快柔和、平稳着实"。各种不同的手法，又有其自身要求，如"推法"要轻而不浮，快而着实；"掐法"要既快又重；"摩法"则要轻柔不浮，重而不滞；"拿法"要刚中有柔，刚柔相济等。在手法操作次数或时间上也有明显的差异，一般而言，年龄大、病情重者，操作次数多，时间长；年龄小、病情轻者，则操作次数少，时间短。

小儿推拿手法，比较重视补泻，补泻的手法基本由手法操作方向和手法的轻重缓急决定。如推五经，直推为清，旋推为补；摩腹时缓摩为补，急摩为泻等。

小儿推拿手法看来简单易学，然而要做到熟练灵活，运用自如，得心应手，却非一日之功，需要认真地学习和刻苦地练习。只有这样才能达到像《医宗金鉴·正骨心法要旨》中说的那样，

"一旦临证，机触于外，巧生于内，手随心转，法从手出"。手法选用的正确与否是推拿治病成败的关键之一，也是小儿推拿疗法的基本功之一，不可等闲视之，如若手法不行，就不能达到在体表推拿，体内有感应，"外浮内应"的目的。

小儿推拿法的练习方法，通常采用人体操作方法，既可以在自己身上锻炼，又可以和别人相互练习，有条件的可在小孩身上练习。在练习的基础上，再到临床上应用，这样既可以加深对手法的理解，又可使手法更趋成熟。

在手法操作的顺序上，按照取穴及部位，一般是从上而下，自前而后，即先头面，次上肢，再次胸腹及下肢，最后腰背；其次是先重点后一般；第三是先一般后重点。对于一些刺激较强的操作手法则尽量放在最后，以免小儿哭闹而影响治疗。

（一）刘氏小儿推拿基本手法

刘氏小儿推拿基本手法是在古八法的基本上，根据临床应用情况，总结为"以推揉为主，拿按次之，兼有摩、运、搓、摇、掐、捏"的基本手法特点，俗称"刘氏小儿推拿十法"。

1. 推法

小儿推法是从成人推法演变而成的，属螺纹推的范畴，根据其操作形式不同，有直推、旋推、分推之别。

（1）定义

【直推法】用拇指外端侧缘或拇指螺纹面或示、中两指螺纹面在穴（部）位上做直线推动，称为直推法（图2-4）。

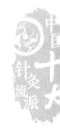

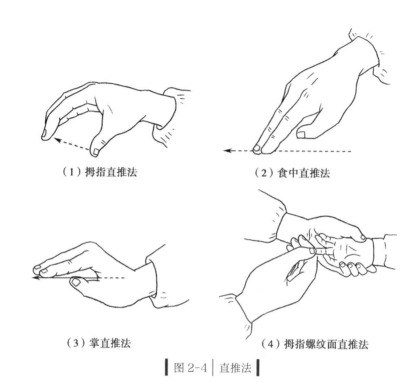

（1）拇指直推法 　　　　　　（2）食中直推法

（3）掌直推法 　　　　　　（4）拇指螺纹面直推法

▎图 2-4 ▏直推法 ▎

【旋推法】用拇指螺纹在穴（部）位上做旋转移动，速度比运法快，用力比揉法轻，这种推法称旋推法（图 2-5）。

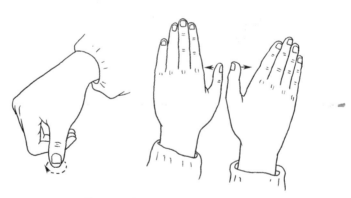

▎图 2-5 ▏旋推法、分推法 ▎

【分推法】用两手拇指桡侧或螺纹面，或用两示指或中指螺纹面，自穴中向穴之两旁做"←·→"或"↙·↘"方向分开推移，称分推法（图2-5）。

（2）手法要领

【直推法】术者拇指面附着患儿指面，术者示指、中指、无名指附着患儿指背远端关节处，且三指远端关节要伸直不能弯曲。主要依靠示指、中指、无名指近端关节的屈伸，带动拇指面在患儿指面上来回运动，幅度要求从指尖推过远端指横纹。

【旋推法】术者肩、肘、掌指关节均要放松，依靠拇指面做小幅度的旋转推动。动作要轻快连续，犹如用拇指作摩法。

【分推法】双手动作要对称，用力要平稳。

推法总的原则是"轻而不浮，快而着实"；指推时穴部有推移感，但不推动皮下组织；速度宜快，每分钟150~200次。

（3）临床应用

推法是小儿推拿的主要手法，它的功能特点是推以通之，即开通关窍，疏通经络，祛除邪气，调节脏腑，适宜于小儿各种病证的治疗。其中直推法重在祛邪，多为泻（清）法，常用穴（部）位有：天门、太阳、膻中、肺俞、七节、五经、三关、六腑；旋推法着重补虚，多用于虚证，常用的穴（部）位有：脾经、肺经、肾经；分推法即分阴阳，重在调和阴阳，常用穴（部）位有：坎宫、手部阴阳、肺俞等。

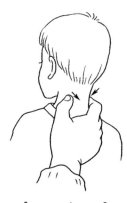

图 2-6 | 拿法

2. 拿法

（1）定义

用拇指指端和示、中两指指端或用拇指指端与其余四指指端相对用力，提拿一定部位和穴位，进行一紧一松的拿捏，称拿法（图 2-6）。小儿推拿中，又将按法、掐法、捏法、揉法称之为拿，因此，拿法还具有较广泛的含义。

（2）手法要领

拿法动作要缓和、有连贯性，不要断断续续；用力要由轻到重，不可突然用力，以防造成小儿啼哭不适。总之，要刚中有柔，刚柔相济。

（3）临床应用

拿法的刺激较强，有强心醒神，定惊止搐，发汗解表之功效，即拿以强之。常配合其他手法用于颈项、四肢关节及肌肉酸痛，惊风，昏迷等病症。常用的穴（部）位有：肩井、合谷、风池、委中、承山等。

3. 按法

（1）定义

用拇指指面、中指指面，或掌心，或掌根，或肘尖按压在一定的穴（部）位上的手法，称按法。由于所用按压部位的不同，分别称之为指按法、掌按法、肘按法（图 2-7）。小儿推拿常用指按法和掌按法，按法中指按法又称点法，取以指代针之意。

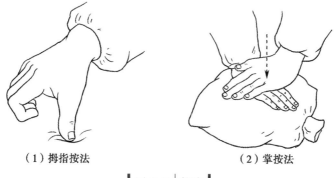

（1）拇指按法　　　　　　　　　　（2）掌按法

图 2-7 按法

（2）手法要领

按而不动，逐渐向下用力按压，力量要适度，避免用力过猛而使患儿产生抵触及反抗。

（3）临床应用

按法的功能特点是按以止之，即有止痛、止吐、止咳、止泻之功能。临床单独使用较少，常与揉法结合成复合手法，称之为按揉法。常用穴位有：肩井、委中、丰隆等穴。

4. 摩法

（1）定义

用手掌面或示指、中指、无名指指面附着于一定部位上，以腕关节连同前臂做环形的有节律的抚摩，称为摩法。所用部位不同又可分掌摩法、指摩法（图2-8）。前人在用摩法时常配以药膏，故又称之为膏摩。

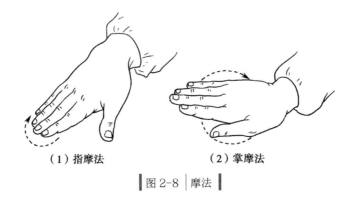

（1）指摩法　　　　　（2）掌摩法

图 2-8 | 摩法

（2）手法要领

①肘关节微屈，腕部放松，指掌自然伸直。

②指掌着力要随腕关节连同前臂做盘旋活动，用劲自然。

③摩动时要缓和协调，每分钟速度 120 次左右。指摩稍快，掌摩稍重缓。

总之，摩法的要求是"轻柔不浮，重而不滞"。

（3）临床应用

摩法刺激轻柔缓和，是胸腹、胁肋的常用手法。功能特点是摩以解之，即能和中理气，缓解疼痛，消积导滞，多用于治疗脘腹疼痛，食积胀满，气滞及胸胁进伤等症。

5. 揉法

（1）定义

用拇指指面或示指指面或示指、中指、无名指指面紧紧附着于穴位上做和缓回转的揉动。除用手指面外，还可运用鱼际部或掌心部或掌根做揉法。由于所用部位不同，故分别称之为指揉法、掌根揉法、鱼际揉法（图2-9）。小儿揉法有别于成人，运用指揉法最多。根据其操作形式不同，分为旋转揉法和往返揉法。旋转揉法，作顺时针或逆时针方向的旋转揉动；往返揉法，即前后或上下往返揉动。

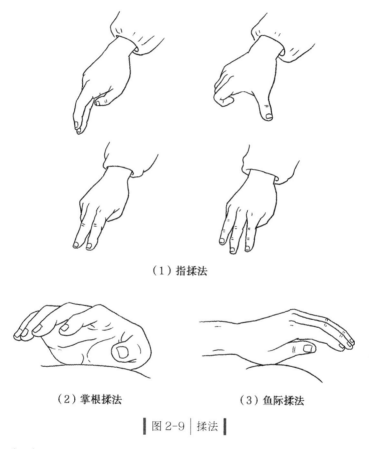

（1）指揉法

（2）掌根揉法　　　　　（3）鱼际揉法

| 图2-9 | 揉法 |

（2）手法要领

柔而均匀，不要离开接触的皮肤，使该处的皮下组织随手指的揉动而转动，不要在皮肤上摩擦，速度宜快，频率约每分钟200次。

（3）临床应用

本法轻柔缓和，刺激量小，适用于全身各部的穴位，是小儿推拿的主要手法。功能特点是揉以散之，即有宽胸理气，消积导滞，活血散瘀，消肿止痛之功能，多用于胸腹胀满疼痛，食积，呕吐，泄泻，痢疾，便秘，咳喘等症。

临床上揉法除单独使用外，往往也与掐、按配合，形成复合手法。常用形式有三种：

①揉中加按法：往返或旋转揉数次后加按 1 次。

②揉按法：往返或旋转揉中边揉边按。

③掐后加揉法：拇指甲掐后加揉法，以缓解掐法之不适。

6. 运法

（1）定义

用拇指指面或示指面或示指、中指、无名指面在穴（部）位上由此至彼做弧形或环形移动，称运法（图 2-10）。此法实为推法变化运用。

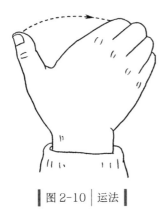

图 2-10 运法

（2）手法要领

该法较直推法用力为轻，仅在表皮运作，不带动深层组织，较旋推法幅度面积为大。该法用力宜轻、宜缓，频率以每分钟 80～120 次为宜。

（3）临床应用

运法的功能特点是运以祛之，即

运正祛邪。运法多施于小儿上肢部的穴（部）位，且往往与掐法相结合。如惊风目窜视者，从小天心掐运至内劳宫；腹泻呕吐者，虎口运至总筋；脾胃不和者，运脾（土）入肾（水），运肾（水）入脾（土）。其他还有运八卦、运太阳等法。

7. 搓法

（1）定义

用双手的掌面夹住一定部位，相对用力做快速地搓转或搓摩，并同时做上下往返移运，称为搓法（图2-11）。也有以手指指面在小儿经穴往来摩搓。

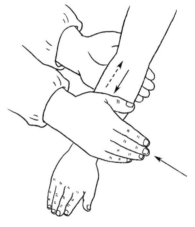

（2）手法要领

①双手用力要对称。

②搓动要快。

③移动要慢。

图 2-11 | 搓法

搓法用于上肢，要使上肢随手法略微转动；搓法用于腰背、胁肋时，主要是搓摩动作；若在脐部用手往返摩搓，则称搓脐。

（3）临床应用

搓法适用于腰背、胁肋及四肢，一般常用作推拿治疗的结束手法。具有调气和血，疏通脉络，放松肌肉的作用。主治关节疼痛、麻木、肿胀、屈伸不利等病症。

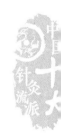

8. 摇法

（1）定义

用一手扶住或拖住肢体被摇关节近端，另一手握住肢体远端做较大幅度转动或摆动的手法称摇法（图2-12）。

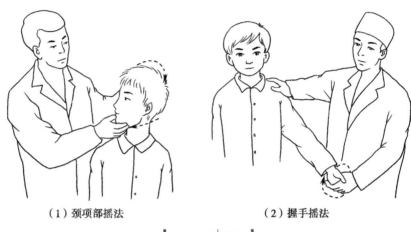

（1）颈项部摇法　　　　　　（2）握手摇法

图2-12 | 摇法

（2）手法要领

①动作宜缓不宜急，宜轻不宜重。

②移动关节的幅度宜先小后大，但是不得超越正常生理活动范围。

③摇动时应注意患儿耐受的情况，不得强行操作。

（3）临床应用

摇法的功能特点是摇以活之，即活利关节，小儿推拿临床常用于颈项、肘、腕、踝等关节病症。摇肘关节又称运抖肘。对摇法有"寒证往里摇，热证往外摇"的说法。

9. 掐法

（1）定义

用手指指甲重刺穴位，称为掐法（图2-13）。

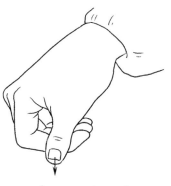

图2-13 | 掐法

（2）手法要领

①手握空拳，拇指伸直，紧贴于示指桡侧缘。

②拇指甲垂直用力按压重刺，既快又重，深透为止，不得抠动而掐破皮肤。

（3）临床应用

掐法是强刺激手法之一，其功能特点是掐以醒之，止之，即强心醒神，止惊息风。常用于高热、昏迷、抽搐等病症的治疗。常用穴位有：百会、人中、承浆、小天心、中冲、足三里、委中、涌泉等。临床上掐法往往与按、揉相伍，形成复合手法。掐法是强刺激手法，掐后轻柔局部，以缓解不适之感。

10. 捏法

（1）定义

用拇、示两指或拇指、示指、中三指提捏某一部位，称捏法。因本法常用于背脊，且治疗多种疾病，故又称为"捏脊疗法"，俗称"翻皮法"，根据临床所需，操作时有两种形式：

①示指屈曲，用示指中节桡侧缘顶住皮肤。拇指端前按，拇

指、示指夹住皮肤，并同时用力提捏，双手交替移动向前，由腰阳关起沿着脊柱两旁捏至大椎穴旁（图2-14）。

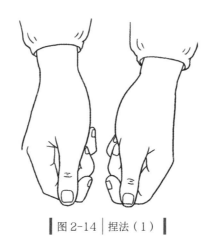

| 图2-14 | 捏法（1）|

②用拇指桡侧缘顶住皮肤，示指、中指前节与拇指相对并同时用力提捏，随提随捏，双手交替移动向前，从腰阳关起沿脊柱两旁捏至大椎穴旁（图2-15）。

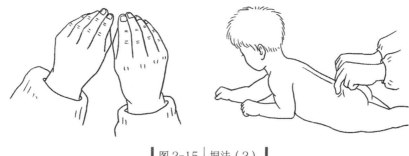

| 图2-15 | 捏法（2）|

（2）手法要领

①捏拿肌肤不宜过多，但也不易过少。过多则不易向前推动，过少则皮肤较痛，且容易滑脱。

②捏拿时手法不宜过重，但也不宜过轻。过重则手法欠灵

活，过轻则不易"得气"。

③捏拿时不宜拧转皮肤。

④操作时，当先捏住皮肤，随后依次提拿、捻动及推动，应注意随捏、随提、随放，随着向前推进犹如波浪式，动作要协调。

（3）临床应用

捏法主要用于背部夹脊穴，故称捏脊。又因主治疳积，所以又称捏积。因为该法具有强健身体和防治多种疾病的作用，因而已被广泛应用。

（二）刘氏小儿推拿复式手法

复式操作法既不是一种单纯的手法，也不是一种复合手法，它是一种推拿操作法，但又不同于我们通常所说的操作法。

我们所说的手法，仅仅是指某种手法的技巧动作，复合手法是两种以上手法的复合动作。而我们通常说的操作法，是指某种手法或复合手法用于某一处穴位，其名称即操作名，就是以手法名加穴位名而定的，如推法用于坎宫穴，就称推坎宫。复式操作法多数有特定的名称，如黄蜂入洞、按弦搓摩等，这些名称显然不同于一般的操作名，其操作方法往往有规定的程序，也就是几种操作法按规定组合而成。

复式操作法，各书记载不尽相同，说法不一，有的名同法异，有的法同名异，刘氏常用的有以下几种，其中推胸法、推背法、推腹法为刘氏小儿推拿流派独创的特有手法。

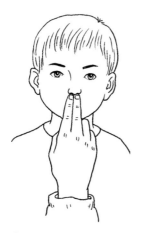

图 2-16 | 黄蜂入洞

1. 黄蜂入洞

黄蜂入洞又名为井灶、洗皂、宝瓶。

【位置】两鼻孔即是此穴（相当于内迎香，为奇穴）。

【操作】用示指、中指两指指端在小儿两鼻孔下缘揉按 10～20 次（图 2-16）。

【作用】宣肺气，通鼻窍。

【主治】鼻塞不通，发热无汗。

【临床运用】鼻为肺之窍，穴居鼻孔。揉按之，能宣肺气，通鼻窍，用于感冒，慢性鼻炎等引起的鼻塞流涕，呼吸不畅，效果较好。多与清肺经、拿风池等合用。

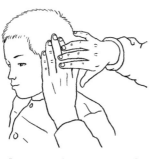

图 2-17 | 鸣天鼓（1）

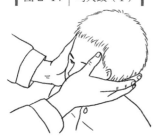

图 2-18 | 鸣天鼓（2）

2. 鸣天鼓

【位置】两耳。

【操作】目前临床上有两种方法：

（1）术者一手掌罩住患儿耳廓，另一手中指屈曲，以中指端有节律地叩击罩住耳廓之手背，两耳交替（图 2-17）。

（2）患儿坐位，术者立于患儿前面，用双手掌按压住两耳廓，两拇指夹住头之两侧，示指靠在中指背上，其余手指自然伸展，围绕颈部，中指紧贴枕后部，示指靠在中指上，两指快速弹动，使示指指腹有节律地叩打枕后部，操作 20～40 次（图 2-18）。

【作用】通窍，醒脑，复聪，益肾。

【主治】耳部诸疾：如耳鸣、耳聋、耳塞或湿热上犯；神识不清，反应迟钝；肾虚：如五迟、五软。

3. 猿猴摘果（桃）

【位置】双耳。

【操作】提耳：以双手示指、中指侧面分别夹住患儿两耳尖向上提。摘果：再从下而至上，用拇、示指捏揉（捻）两耳部，最后拿住耳垂向下牵拉，如摘果状（图 2-19）。向上提耳 3～5 次，依次向下捏揉并牵拉 3～5 次，可连续操作 5～10 遍。

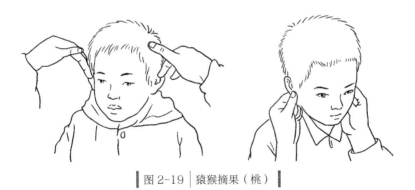

图 2-19 | 猿猴摘果（桃）

【作用】利气化痰，健脾和胃。

【主治】喘咳，痰鸣，食积，食少，腹胀，寒热往来，疟疾等病证。

4. 开璇玑

【位置】天突下 1 寸。

【操作】从璇玑穴开始，沿胸部肋间隙自上而下向左右两旁分推，然后从鸠尾穴处向下直推脐部，再在脐腹处左右摩挪，最后从脐中推至小腹各 50 ~ 100 次。

【作用】宽胸理气，降逆止呕。

【主治】胸闷痰喘，积食不化，呕吐，泄泻等症。

【临床运用】开者，开通、宣通之意。开璇玑法实际上包括分推璇玑、膻中，推中脘，摩挪神阙，推下气海 4 种操作方法，能开通脏腑，因此临床上对于痰邪壅塞，食积不化引起的胸闷气促、咳痰不畅、夹食腹痛、呕吐泄泻等实热证均可运用。

5. 推胸法

【位置】膻中穴，在胸骨中线，两乳头连线中点处，属任脉。

【操作】用拇指或中指面按而揉之数十下，名揉按膻中；揉后再用两手中指或两大拇指从膻中左右分推数十下，名分推膻中；继用示指、中指、无名指由胸骨切迹往下推数十下，名直推膻中；接着用示指、中指分开由第 1 肋间起按压每个肋间，至第 5 肋间止，连按压 3 ~ 5 次，名按压肋间（图 2-20）。以上推法称为"推胸法"，亦称推膻中。

【作用】宽胸理气，止咳化痰，降逆止呕。

【主治】胸闷，吐逆，咳喘，痰鸣等。

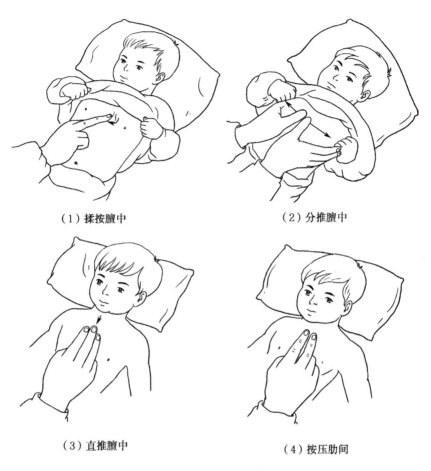

（1）揉按膻中　　　　　　　　　（2）分推膻中

（3）直推膻中　　　　　　　　　（4）按压肋间

图 2-20 │ 推胸法

【临床运用】膻中穴为气之会穴，居胸中。胸背属肺，推揉之，能宽胸理气，止咳化痰。对各种原因引起的胸闷、吐逆、痰喘咳嗽均有效。治疗呕吐、噫气常与推板门、分腹阴阳、运内八卦等合用；治疗哮喘常与推肺经、揉肺俞等合用；治疗痰吐不利常与揉天突、按揉丰隆等合用。

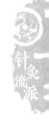

6. 肃肺

【位置】胸背部。

【操作】术者双掌一前一后夹持患儿胸背，从上至下，依次轻快地搓揉（图2-21）。搓揉5~8遍，震2~3遍，拍3~5遍，推抹5~8遍。

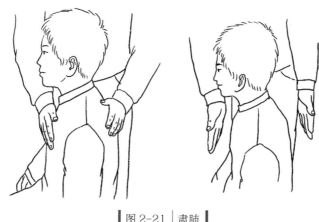

图2-21 | 肃肺

【作用】肃肺，降肺气。

【主治】外感，身热、咳嗽、哮喘等。

7. 按弦走搓摩

按弦走搓摩又名搓摩胁肋。

【位置】两腋下胁肋处。

【操作】术者在小儿身后，用双手掌在小儿两腋下胁肋处自上而下搓摩，搓摩50~100次（图2-22）。

【作用】理气化痰。

【主治】胸闷，气促，咳嗽，积滞等。

【临床运用】主要用于积痰、积滞引起的胸闷痞积，咳嗽气急，痰喘不利诸症。手法自上而下，不可遗之。

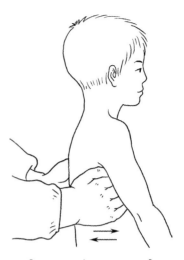

图 2-22 | 按弦走搓摩

8. 调中安中法

【位置】中脘穴，在上腹部，脐中上4寸，前正中线上。

【操作】用中指面做顺时针方向揉转数十次（图2-23）。

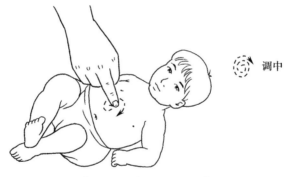

调中

图 2-23 | 调中安中法

【作用】健脾和胃。

【主治】腹痛，胀满，呕吐，泄泻，食欲不振等。

【临床运用】调中安中法有调和胃脾的功能，用于脾胃不和的食欲不振等症。

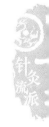

9. 消食导滞法

【位置】中脘穴，在上腹部，脐中上 4 寸，前正中线上。

【操作】先顺时针方向揉转数十次，接着由上往下直推，次数为揉转数的 1/2（图 2-24）。

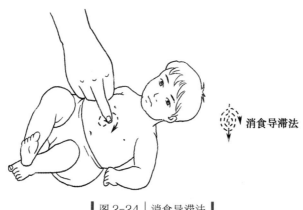

消食导滞法

图 2-24 | 消食导滞法

【作用】消食导滞。

【主治】腹痛，胀满，积滞，呕吐，泄泻，食欲不振等。

【临床运用】消食导滞法有消食导滞的作用，常用于乳食积滞之症。

10. 补中健脾法

【位置】中脘穴，在上腹部，脐中上 4 寸，前正中线上。

【操作】逆时针方向揉转数十下（图 2-25）。

【作用】补脾益气。

【主治】腹痛，胀满，积滞，呕吐，泄泻，食欲不振等。

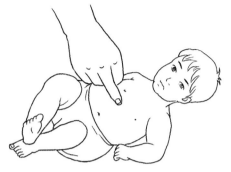

补中健脾法

图 2-25 ┃ 补中健脾法

【临床运用】补中健脾法有补脾气、健胃气的功能，常用于胃脾虚弱之证。故在刘氏小儿推拿中又将调中安中法、消食导滞法、补中健脾法统称为推中脘。

11. 推背法

【位置】肺俞，在脊柱区，第 3 胸椎棘突下，后正中线旁开1.5 寸。

【操作】用拇指或中指面揉 20～30 次，称揉肺俞；两拇指分别自肩胛骨内缘从上向下呈"介"字形推 50～100 次，称推肺俞；用盐粉或姜汁分别自肩胛骨内缘从上向下擦之，以皮肤发红为度，称盐擦"八"字（图 2-26）。以上诸法总称推背法或称全推揉肺俞。

【作用】宣肺止咳，化痰退热。

【主治】喘咳，痰鸣，胸闷，胸痛，发热等。

【临床运用】揉推肺俞有宣肺止咳，化痰退热的功能，临床多用于呼吸系统疾病，若加盐擦"八"字，效果更好。

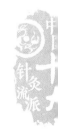

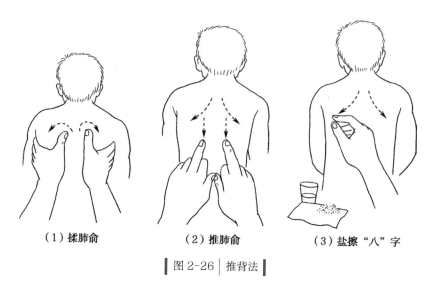

（1）揉肺俞　　　　（2）推肺俞　　　　（3）盐擦"八"字

图 2-26 | 推背法

12. 水底捞明月

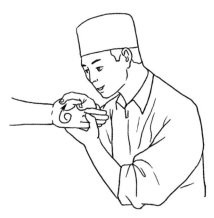

图 2-27 | 水底捞明月

水底捞明月又名水底捞月、水中捞月，退烧手法之一。

【位置】内劳宫周围。

【操作】术者左手持患儿左手4指，掌心向上，用冷水滴入掌心，接着术者用右手中指在内劳宫周围旋运之，并结合吹气，边吹气，边旋运推之，速度宜慢不宜快，以不超过18口气为限（图2-27）。

【作用】清热凉血，宁心除烦。

【主治】高热烦躁，神昏谵语。

【临床应用】此法大寒大凉，功能清热凉血，宁心除烦。临床上主治高热烦躁、神昏谵语及属于邪入营血的各类高热实证。

13. 大推天河水

【位置】前臂正中，总筋至洪池（曲泽）成一直线。

【操作】示指、中指面沾水自腕推向肘，每推1次，结合吹气一口（按：另也有不结合吹气之说），称大推天河水（图2-28）。移动速度宜慢不宜快。治疗以该处皮肤发凉为度，总的原则：吹气不超过18口气。

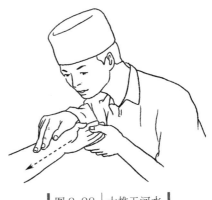

图 2-28 │ 大推天河水

【作用】清热，解表，泻火除烦。

【主治】外感发热、潮热、高热，烦躁不安，口渴，弄舌，惊风等一切实热病证。

【临床运用】大推天河水性凉，较平和，能清热解表，泻火除烦。主要用于治疗热性病证，清热而不伤阴，多用于五心烦热、口燥咽干、口舌生疮、夜啼等症；对于感冒发热、头痛、恶心、汗微出、咽痛等外感风热者，也常与推攒竹、坎宫，揉太阳等合用。

14. 打马过天河

【位置】前臂正中，总筋至洪池（曲泽）成一直线。

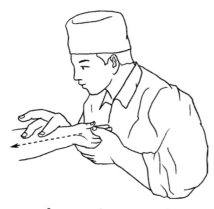

图 2-29 | 打马过天河

【操作】示指、中指沾水自总筋处，一起一落交互打如弹琴状，直至洪池，每拍打一番同时结合吹气一口（图2-29）。移动速度宜慢不宜快。治疗以该处皮肤发凉为度，总的原则：吹气不超过18口气。

【作用】清热，解表，泻火除烦。

【主治】外感发热、潮热、高热，烦躁不安，口渴，弄舌，惊风等一切实热病证。

【临床运用】打马过天河的清热之力大于大推天河水，多用于实热、高热等症。

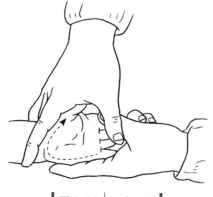

图 2-30 | 运水入土

15. 运水入土

运水入土又名运肾入脾。

【位置】手掌面，拇指根至小指根，沿手掌边缘的一条弧形曲线。

【操作】术者左手拿住小儿 4 指，掌心向上，右手拇指端由小儿小指根推运起，经过掌小横纹，小天心至大拇指根止，推运 50～100 次（图2-30）。

【作用】健脾助运，润燥通便。

【主治】泻痢，疳积，消化不良，便秘等。

【临床运用】常用于久病，虚证，如因脾胃虚弱引起的消化不良，食欲不振，便秘，疳积，泻痢等。

16. 运土入水

运土入水又名运脾入肾。

【位置】手掌面，拇指根至小指根，沿手掌边缘的一条弧形曲线。

【操作】术者左手拿住小儿4指，掌心向上，右手拇指端由小儿拇指根推运起，经小天心，掌小横纹至小指根，推运50～100次（图2-31）。

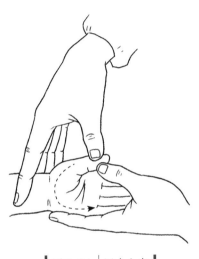

图2-31 运土入水

【作用】利尿，清湿热，补肾水。

【主治】小便赤涩，尿频数，少腹胀满。

【临床运用】常用于新病、实证，如因湿热内蕴而见少腹胀满，小便频数、赤涩等。

17. 二龙戏珠

【位置】手腕及示指、无名指二指。

【操作】按揉阴阳二穴：术者右手拿患儿示指、无名指二指指端，左手按揉阴阳二穴，缓之向上按揉至曲池。寒证重按阳穴，热证重按阴穴，按揉同时右手提患儿示指、无名指。摇腕：左手拿揉阴阳二穴，右手拿患儿示指、无名指摇动，按揉 5 ~ 6 遍，摇腕 20 ~ 40 次（图 2-32）。

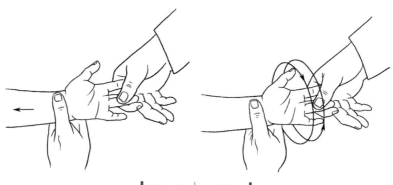

图 2-32 ｜ 二龙戏珠

【作用】调和阴阳。

【主治】寒热不和之寒热往来，四肢厥逆；脾胃不和之呕吐下利；上下不和之头汗，颈汗或上热下寒。

18. 双凤展翅法

【位置】两耳。

【操作】提耳：术者双手示指、中指分别夹住患儿两耳，上提数次；点穴：用中指点按印堂、太阳、颊车、人中、承浆等穴，各 10 ~ 20 次（图 2-33）。

【作用】温肺散寒。

【主治】风寒表证。

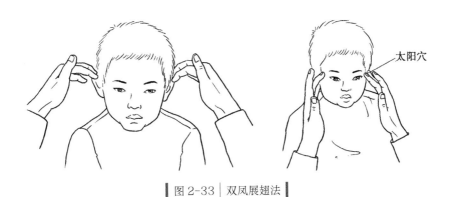

图 2-33 | 双凤展翅法

19. 苍龙摆尾

【位置】肘至腕部。

【操作】搓揉肘：用右手拿患儿示指、中指、无名指，掌心向上，左手自总筋至肘来回搓揉，5～10遍；摇肘：左手拿肘，右手持患儿之腕部摇动，10次（图2-34）。

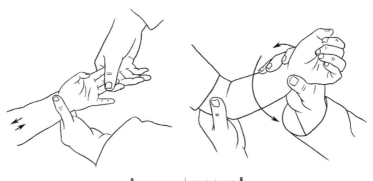

图 2-34 | 苍龙摆尾

【作用】开胸降气，通便。

【主治】胸闷、气盛心烦不安，身热无汗、痞满、烦渴、口臭、呕吐、便秘等症。

20. 凤凰展翅

【位置】手腕至肘。

【操作】按揉阴阳二穴：术者双手握患儿腕部，双拇指分别按揉阴阳二穴4次；摆腕：左手拿小儿肘，右手握患儿腕部，牵拉时向下摆动3~5次，再向上向外摆动1次（图2-35）。

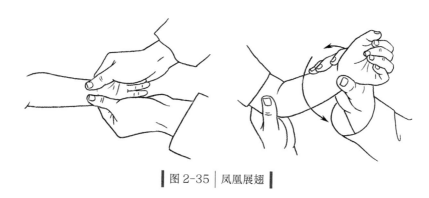

图 2-35 │ 凤凰展翅

【作用】温里散寒，降逆止呕。

【主治】寒喘，痰鸣，或呃逆频发等症。

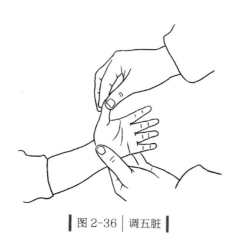

图 2-36 │ 调五脏

21. 调五脏

【位置】五指螺纹面。

【操作】术者一手拇指与中指对称捏（捻）患儿小天心与一窝风，另一手拇指与示指相对，分别夹住患儿指腹与指背，捻揉并牵扯，从拇指脾经开始，依次经示指肝经、中指心经、无名指肺经，至小指肾经。可做5～10遍（图2-36）。

【作用】调和五脏。

【主治】五脏失调。如心肝失调之证：如夜啼，惊风。

四、湖湘成人推拿

（一）湖湘整脊技术

中医学理论认为，人体以五脏之间相互联系协调来调节生命运动。西医学则认为，人体以神经调节、体液调节和内分泌调节等方式，实现对生命有序状态的调控。脊背部是中医经络学说中五脏六腑的背俞穴、西医学中神经节的体表对应点，是调整生命信息的重要部位，所以二者都十分重视脊背部的特殊性。

本流派团队根据中医经络理论和西医学理论，运用传统的中医推拿手法及现代康复技术，通过对脊柱两侧肌肉、肌腱、关节囊、韧带等软组织及脊柱小关节的调节，根据人体组织器官所处的不同状态而起到正反馈调节或负反馈作用，起到行气活血、疏通经脉的作用，使脊柱及脊柱相关组织处于一种相对平衡状态的操作方法。可以有效地激发经气，畅通血脉，促进气血运行。

多年临床实践和多项科研实验证明，能量平衡健脊技术对于脊柱及四肢关节相关疾病，包括颈椎病、腰椎间盘突出症、腰肌劳损、脊柱小关节紊乱、肩周炎、网球肘等，以及疼痛性亚健康人群疗效显著。该技术入选2009年度国家中医药管理局"百项

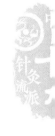

亚健康中医调理技术"。

（二）湖湘腹部推拿术

湖湘五经配伍腹部推拿，简称湖湘腹部推拿，主要以湖湘针推学术流派五经配伍理论为基础，是其"推经治脏"的具体体现。基于南派一指禅推拿和北派腹部推拿理念和手法风格，经过数年临床实践总结而成。其治疗理念突出腹部任脉及腹部其他经脉对人体的整体调整作用。其中任脉为阴脉之海，主调节一身阴脉之经气，有调节五脏功能的作用。其次腹部与五脏经脉均有不同程度的联系。如：脾经、胃经、肝经、胆经、肾经均行经腹部，肺经"起于中焦，下络大肠，还循胃口……"等。是故五脏经脉皆与腹部有密切联系。十四正经和督脉、任脉、冲脉、带脉均起于腹部或下循腹部。腹部内藏六腑，五脏除心肺以外，亦皆藏于腹部。脾胃居于人体的中部，为联结上下的枢纽，五脏六腑、四肢百骸无不依赖脾胃的功能来灌溉和濡养。

1. 主要方法

湖湘腹部推拿是以湖湘腹部推拿八法为基础（即推法、运法、揉法、振法、一指禅推法、搓法、按法、摩法），经过五经辨证，辨证取穴，实施腹部推拿为主的手法；每次20～30分钟，每日一次，12次为一个疗程。推拿力量由轻到重逐渐增加，再由重到轻。

推拿操作顺序一般为：患者放松之后，先仰卧位做四肢点穴，四肢顺序最好先左后右，再实施细致的腹部推拿核心手法，最后俯卧位做背腰部推拿。根据辨证可配合辅助方法：腹部艾灸

（隔姜灸、填脐隔盐灸、温和灸等）、针刺、埋线等。

2. 临床应用

腹部推拿是以中医整体观念为理论，以脏腑学说、经络学说为基础，结合西医学知识及推拿手法的自身特点，以"手动"调节人体各脏腑功能运动，达到治疗的目的。腹部推拿治病不是简单的机械刺激，而是通过神经－体液、内分泌、递质及免疫功能反应性提高等因素起效。湖湘腹部推拿以调整消化系统、内分泌系统、神经系统为主，尤其于消化系统疾病，主要作用体现在其对胃肠蠕动、腺体分泌功能及腹腔神经敏感性的调理，能有效防治疾病、缓解不适症状。

湖湘五经腹部推拿在防治理论上以湖湘针推学术流派五经配伍理论为基础，融入了北派腹部推拿理念，辨证施治；手法技术上，结合南派一指禅推拿和北派腹部推拿手法，形成"湖湘腹部推拿八法"。采用不介入、无药物、无毒无害的手法调节神经敏感性及人体其他方面的功能等，防治功能性疾病、缓解不适症状，避免药物对人体的刺激和影响，临床验证能达到满意疗效。

（三）湖湘指压术

中医推拿历史源远流长，是祖国医学留给人们防治疾病的重要疗法。随着现代社会发展日新月异，人们的工作和生活习惯发生巨大的改变，伏案工作、开车和强大的精神压力等导致肌肉的慢性劳损日益增剧。同时，人们开始热衷非药物治疗，中医推拿也是备受欢迎。在这种情况下，湖湘中医推拿与时俱进，继承传统的同时，结合现代各种软组织松解方法，总结出湖湘指压手法。

指压术的理论依据是，拇指端是感觉最敏锐的部位之一，所以用拇指端按压操作最容易感受按压部位肌肉的松紧程度和患者耐受程度。按压部位选择软组织急慢性损伤后的压痛点。其理论依据是，软组织损害后的特定部位，不论头颈背肩部、腰骶臀部或四肢关节各部等，必有敏感的压痛点。压痛点的大小不一，可以从一个很小的痛点，直至较大的痛区。无论是头颈背肩臂痛或腰骶臀腿痛，都不是单独由一个压痛点所引起，而常是具有规律的一群压痛点的组合，它们由点成"线"，由线成"面"，由面成"体"，构成一个立体致痛区域，即所谓软组织病变区。压痛点是指压术治疗的关键所在。

1. 主要方法

【基本手型】拇指与示指中节的桡侧对捏，拇指尖端暴露在外。其余三指自然握捏。拇指的掌指关节伸直，指间关节稍微屈曲。腕关节略微内收，使第一掌骨与桡骨保持同一直线。

【基本动作】找准治疗点后，指端按压其上，保持压力不变停留，或者在其上作小幅度的快速滑动按压。手法由轻到重，要求指力达到病变的深层部位，而不是表浅的肌肤，强度以病人能耐受为度。

【注意事项】操作中按压时要与肌腱与骨膜交接处垂直，指端顶在骨面上。滑动按压的方向要求与骨骼肌、肌腱或神经支的走向相垂直，滑动按压的拇指尖需要有间歇性放松，使局部受压的软组织恢复血液循环，以避免发生皮肤损伤。

【时间要求】定点操作需要在每个部位停留 20 秒，再调整角度和部位。滑动按压需要所有压痛点彻底得到治疗以及病人感觉症状明显改善或消失时，才停止操作。同一痛点上两次指压的间隔时间为 3～4 天。

2. 临床应用

指压术强刺激操作适用于软组织损害性头、颈、背、肩、臀、腰、骶、臀、腿痛的急性早期病例和慢性期的轻症病例，还适用于内科、外科、神经科、妇科、骨科、眼科、耳鼻咽喉科、口腔科等与软组织损伤相关的一些病证，即中医经络理论中的筋经病候。

（四）湖湘马王堆导引术

"马王堆导引术"是国家体育总局组织编创的新功法之一，该功法主要动作及锻炼方法来自湖南长沙马王堆汉墓出土的《导引图》。所谓"导引"，是指呼吸运动和躯体运动相结合的一种医疗体育方法。早在原始时代，先民们为了表示欢乐、祝福和庆功，往往模仿动物的跳跃姿势和飞翔姿势舞蹈，后来便逐步发展成为锻炼身体的医疗方法。

"马王堆导引术"以《导引图》为原型进行创编，以循经导引、行意相随为主要特点，围绕肢体开合提落、旋转屈伸、抻筋拔骨进行动作设计，是一套古朴优美、内外兼修的功法，集修身、养性、娱乐、观赏于一体，动作优美，衔接流畅，简单易学，安全可靠，适合于不同人群习练，具有祛病强身、延年益寿的功效。

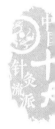

1. 主要方法

【预备势】并步站立，头正颈直，下颌微收，含胸拔背；两臂自然下垂，周身中正；唇齿轻叩，舌抵上腭；目视前方。

临床应用： 主要为引导练功入境作用，也用于调整身心。

【起势】

动作一：肩关节微展，同时两掌外旋，掌心向前。

动作二：两掌自体侧向前缓缓抬起，掌心斜向上，吸气；同时，微提踵，两掌上抬至与肚脐同高。

动作三：接上势，转掌心向下，两掌缓缓下按，至两胯旁，呼气，落踵；同时，脚趾微抓地。

临床应用：通过抬掌按掌、提踵抓地的有节律运动，可以改善练习者手足末端的气血循环，起到温煦手足的作用。

【第一式：挽弓】

动作一：接上式，两掌向上缓缓抬起至胸前平举，掌心斜相对，指尖向前；目视前方。

动作二：两臂屈肘，收于胸前，掌心与膻中穴同高，腋下空虚；两掌间距为 10cm，掌心相对；目视前下方。

动作三：展肩扩胸，带动两掌向身体两侧分开，约与肩同宽；目视前下方。

动作四：松肩含胸，带动两掌逐渐相合，两掌间距约为 10cm；目视前下方。

动作五：左脚脚跟碾地，脚尖外展 90°；同时，右脚前脚掌碾地，脚跟外旋约 90°，身体左转；左臂前伸，左掌心向上，右臂屈肘后拉，右掌于肩前成挽弓式，右掌心向下；头略向后仰，髋关节向右顶出，右肩关节下沉；目视前上方。

动作六：左脚内扣，右脚跟内旋，身体右转向前。两掌自然收回于胸前，掌心相对，两掌间距约 10cm；目视前下方。

动作七、八：重复动作三、四。

动作九、十：重复动作五、六，唯方向相反。

本式左右各做 1 遍，共 2 遍。

临床应用：扩胸展臂、抬头提髋，可以有效刺激内脏及拉伸颈肩部肌肉，有利于颈、肩部运动不适的预防与调治；本式运动配合呼吸吐纳，有利于祛除胸闷，改善气喘等症状。

【第二式：引背】

动作一：接上式，两臂自然垂落于身体两侧；目视前方。

动作二：两臂内旋向前下方插出，手臂与身体约成 30° 夹角；同时拱背提踵，拱背时，目视两掌示指指端。

动作三：接上式，落踵，重心右移，身体左转 45°，左脚向左前方迈步；同时，两臂外旋提起，掌背摩肋；目视左前方。

动作四：重心前移，两臂经体侧弧线上摆，掌背相对，成勾手，高与肩平；右脚脚跟提起，目视双掌。

动作五：重心后移，身体后坐，右脚脚跟顺势下落；两掌心向外，微屈腕，伸臂拱背；目视手腕相对处。

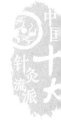

动作六：重心前移，顺势提右脚跟，两掌下落按掌于体侧；头上顶，目视远方。

动作七：左脚收回，身体转正，两臂自然垂落于身体两侧；目视前方。

动作八至十二：同动作二至七，唯方向相反。

本式一左一右为1遍，共做2遍。

第2遍最后一动时，右脚收回并拢站立；目视前方。

临床应用：伸臂拱背，使肩、背部肌肉得到充分牵拉，有利于改善肩、背部运动不适。牵拉两胁，刺激肝胆，配合近观和远望，有利于对眼睛不适的预防和调治。

【第三式：凫浴】

动作一：接上式，左脚向左横跨半步，右脚随之并拢，两腿屈膝半蹲；同时，两掌由右向左摆至体侧后方，与身体约成45°夹角；髋关节向右侧顶出；目视右前方。

动作二：以腰带动手臂由左向右摆动，掌心相对；目视斜后方。

动作三：两臂向上转动，举于头顶上方，身体直立；目视前上方。

动作四：两掌经体前自然下落，掌心向下，两掌垂落于身体两侧；目视前方。

动作五至八：同动作一至四，唯方向相反。

本式一左一右为 1 遍，共做 2 遍。

临床应用：以腰为纽带左右摆臂和转体，有利于减少腰部脂肪的堆积，起到塑身作用；顶髋摆臂旋腰，有利于对肩、腰部运动不适的预防和调治。

【第四式：龙登】

动作一：两脚以脚跟为轴，脚尖外展成八字步；双掌缓缓提至腰侧，掌心斜向上；目视前方。

动作二：两腿屈膝下蹲；同时，两掌向斜前方下插，意想浊气下降；全蹲时转掌心向上，在胸前呈莲花状；目视双掌。

动作三：起身直立，两掌缓缓上举，伸展于头顶上方；目视前上方。

动作四：两掌以手腕为轴外展，指尖朝外；同时，脚跟缓缓提起；目视前下方。

动作五：两脚跟下落，两掌内合于胸前下按，指尖相对，随后两臂外旋翻掌；两肩外展，中指点按大包穴；目视前方。

动作六至九：同动作二至五。

本式一下一上为 1 遍，共做 2 遍。

临床应用：两臂撑展，通畅"三焦"，有利于祛除胸闷、气郁、气喘等身体不适。提踵而立可增强小腿后肌群力量，拉长足底肌肉、韧带，提高人体平衡能力。伸展屈蹲，舒展全身，有利于改善颈、肩、腰、腿部运动不适。

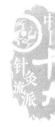

【第五式：鸟伸】

动作一：接上式，两脚以脚尖为轴，外展脚跟，开步站立，两脚间距与肩同宽；两臂内旋，以腰带动两臂由内向外摆动，目视前方。

动作二：两臂外旋，以腰带动两臂由内向外再摆动，幅度依次加大；目视前方。

动作三：身体前俯，上体与地面平行，两掌按于体前，抬头，目视前方。

动作四：下颌向内收，由腰椎、胸椎、颈椎节节蠕动伸展，双掌随动作前摆下按，随即抬头，目视前方。

重复动作一至四1遍。

动作五：身体直立，两掌自然垂落于身体两侧；目视前方。

本式动作一至五为1遍，共做2遍。

临床应用：展臂前伸，有利于颈、肩部运动不适的预防与调治。通过蠕动脊柱，有利于对腰背部运动不适的预防与调治。

【第六式：引腹】

动作一：接上式，左脚收回，并步站立，两臂侧平举；目视前方。

动作二：右腿微屈膝，左髋向左顶出；同时，左臂内旋，右臂外旋，两手掌心翻转；目视前方。

动作三：左腿微屈膝，右髋向右顶出；同时，右臂内旋，左臂外旋，两手掌心翻转；目视前方。

动作四至五：同动作二至三。

动作六：接上式，左臂由体侧向上划弧，经头顶上方下落至胸前，右掌下落，经体前向上旋伸；两掌在胸前交叉，左掌在外，右掌在内；目视前方。

动作七：右掌继续旋伸，在头顶右上方翻掌，掌指朝左，掌心向上，左掌外旋下按至左胯旁，掌心向下，掌指朝前；同时，髋部左顶；目视左前方。

动作八至九：同动作六至七，唯动作方向相反。

动作十：左掌经体侧向外划弧落下，两臂自然垂落于身体两侧，并步站立，目视前方。

临床应用：两臂内旋外展，有利于肩、肘、手部运动不适的预防和调治。髋关节的扭动，配合手臂动作，可刺激内脏，有利于对消化不良、腹部胀气等身体不适的预防与调治。

【第七式：鸱（chī）视】

动作一：身体左转，右腿屈膝，左脚向左前方上步；两掌内旋摩两肋。

动作二：接上势，两掌经体侧向外划弧上举；同时，左腿微屈，右脚缓缓前踢，脚面绷直；目视前方。

动作三：两臂上伸，两肩后拉，头前探；同时，右脚勾脚尖；目视前上方。

动作四：右脚回落，左脚收回，并步站立；两臂经身体两侧下落；目视前方。

动作五至八：同动作一至四，唯方向相反。

本式一左一右各为 1 遍，共做 2 遍。

第 2 遍最后一动时，左脚收回，开步站立；目视前方。

临床应用：伸臂拔肩，头颈前探，有利于颈、肩部运动不适的预防与调治。上步抬腿踢脚，可改善身体平衡能力。

【第八式：引腰】

动作一：接上式。双掌提至腹前，沿带脉摩运至身后；双掌抵住腰，四指用力前推，身体后仰；目视前方。

动作二：两掌自腰部向下摩运至臀部；身体前俯，两掌继续向下摩运，经两腿后面垂落于脚尖前；抬头，目视前下方。

动作三：转腰的同时左肩上提，带动左掌上提；同时，头向左转，目视左侧方。

动作四：转腰落左肩，落左掌；同时，头转正，目视前下方。

动作五：上体直立，两掌内旋，手背相对沿体中线上提至胸平；目视前方。

动作六：双掌下落至腹前，沿带脉两侧分开；双掌摩运至身后，双掌抵住腰，四指用力前推，身体后仰；目视前方。

动作七至十：同动作二至五，唯转头方向相反。

本式一左一右各为 1 遍，共做 2 遍。第 2 遍结束时，两掌自然垂落于身体两侧；开步站立，目视前方。

临床应用： 躯体的前俯后仰，侧屈扭转，可以充分锻炼腰背肌，有利于腰背部运动不适的预防与调治。在前俯到位后拧转颈项，不仅可以加大牵拉腰背肌的力量，而且有利于对颈部、背部运动不适的预防与调治。

【第九式：雁飞】

动作一：并步站立，两臂侧平举，掌心向下；目视前方。

动作二：左掌转掌心向上，徐徐上举，与体侧成45°夹角；同时，右臂缓缓下落；目视左掌。

动作三：两腿屈膝半蹲，两臂成一条直线；头左转，目视左掌。

动作四：保持身体姿势不变，唯头由左向右转动；目视右掌。

动作五至八：同动作一至四，唯方向相反。

本式一左一右各为1遍，共做2遍。第2遍结束时，两掌自然垂落于身体两侧；并步站立，目视前方。

临床应用： 身体左右倾斜，可以较好地调理全身气血运行，有平气血、宁心神的功效。

【第十式：鹤舞】

动作一：开步，两膝微屈蹲，身体微右转，随之两腿直立，两臂平举，掌心向下，与肩同高；目视前方。

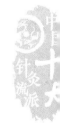

动作二：双腿屈膝下蹲，两掌随之缓缓向下按推；两腿再直立；目视右方。

动作三：身体继续右转，双臂屈肘收掌，双腿屈膝下蹲，两掌缓缓向外按推；两腿再直立；目视后方。

动作四：两臂自然垂落于身体两侧，身体转正；同时，双腿屈膝下蹲；目视前方。

动作五至八：同动作一至四，唯方向相反。

本式一左一右为 1 遍，共做 2 遍。第 2 遍结束时，两掌自然垂落于身体两侧；开步站立，目视前方。

临床应用：两手臂前后摆动和躯干的扭动可有效促进全身气血的运行，有利于对颈、肩、背、腰运动不适的预防与调治。

【第十一式：仰呼】

动作一：两掌心相对，缓缓上举至头顶；目视前上方。

动作二：两臂从两侧落下，上体微前倾，头后仰，挺胸，塌腰，目视前上方。

动作三：头转正，两臂外展。

动作四：两手翻掌下落，扶按于腰侧，指尖向下；同时，两脚脚跟缓缓提起，目视前方。

动作五：两掌沿体侧向下摩运，两脚跟缓缓落下；同时，双腿屈膝下蹲；目视前下方。

本式共做 2 遍。第 2 遍结束时，两臂自然垂落于身体两侧；

开步站立，目视前方。

临床应用：两臂外展，挺胸呼气，可祛除气喘、胸闷等身体不适，并有利于对颈、肩运动不适的预防与调治。立足可增强小腿后肌群力量，拉长足底肌肉、韧带，提高人体平衡能力。

【第十二式：折阴】

动作一：接上式，左脚向前上步；同时，右掌上举，重心前移，右脚跟提起；目视前方。

动作二：右臂外旋，下落至与肩平，掌心向上；重心后移，目视前方。

动作三：退步收脚，两掌经体侧平举，掌心向上，转掌心向前拢气，至体前转掌心斜相对，掌指向前，约与肩同宽；目视双掌。

动作四：身体前俯，转掌指向下拢气；目视双掌。

动作五：双腿屈膝下蹲，随即身体缓缓直立，两掌托气上举至腹前；目视前方。

动作六：两臂内旋，转掌心向下，两掌下按；两臂自然垂落于身体两侧；目视前方。

动作七至十二：同地动作一至六，唯方向相反。

本式一左一右为1遍，共做2遍。

临床应用：手臂伸举旋落，有利于对肩部运动不适的预防与调治。折叠前俯，可以有效刺激内脏，并有利于对脊柱关节运动不适的预防与调治。

【收势】

两掌体前合拢时，身体重心随动微移；两掌心依次对照胸部（膻中穴）、上腹部（中脘穴）、下腹部（神阙穴），然后按掌；下按时，意想涌泉穴。

临床应用： 意想涌泉，平和气息；引气归元，静养心神。

第三章　经典验案

✧ 第一节 腰痛

一、对疾病的认识

腰痛,又称"腰脊痛",以自觉腰部疼痛为主症。腰痛的病因非常复杂,临床上常见于西医学的腰部软组织损伤、腰椎病变及部分内脏病变等。

1. 脏腑经脉关系

"腰为肾之府",本病病位在腰部,为经筋病,《灵枢·经脉》:"膀胱足太阳之脉……其直者,从巅入络脑,还出别下项,循肩髆内,夹脊抵腰中,入循膂,络肾,属膀胱",故本经即膀胱经;"生我者"金也,肺与大肠,相关经脉为肺经、大肠经;"我生者"木也,肝与胆,相关经脉为肝经、胆经;"克我者"土也,脾与胃,相关经脉为脾经、胃经;"我克者"火也,心与小肠,相关经脉为心经、小肠经。"子母经"为胆经与大肠经,"衔接经"为小肠经与肾经,"同名经"为小肠经,"表里经"为肾经。

肾和膀胱为腰痛的主要相关脏腑。本经膀胱经和"表里经"肾经为腰痛的主要相关经脉。

2. 病因病机

中医学认为,腰痛主要与感受外邪、跌仆损伤和劳欲太过等因素有关。其基本病机为经脉痹阻,腰府失养。感受风寒,或坐

国家中医药管理局厘定中国十大针灸流派

卧湿地，或长期从事较重的体力劳动，或腰部闪挫撞击伤未完全康复，均可导致腰部经脉气血阻滞，不通则痛；素体禀赋不足，或年老精血亏虚，或房劳过度，损伤肾气，腰部脉络失于温煦，不荣则痛（图3-1）。

本病病位在腰，病因病机主要包括以下几方面：

（1）外邪侵袭（寒湿腰痛）： 多由居处潮湿，或劳作汗出当风、衣着单薄，或冒雨着凉，腰府失护，风、寒、湿之邪趁虚而入阻滞经脉，气血运行不畅而发腰痛。湿性凝滞，感受外邪离不开湿邪为患。

（2）跌仆闪挫（瘀血腰痛）： 举重抬升，暴力扭转，坠落跌打，或体位不正，用力不当，屏气闪挫，导致腰部经脉气血运行不畅，气血阻滞不通，瘀血留着而发生疼痛。

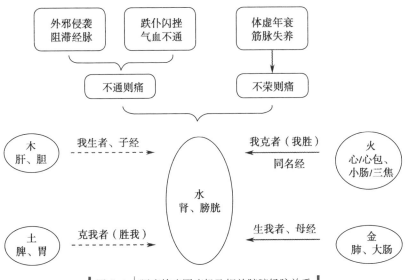

图3-1 腰痛的病因病机及相关脏腑经脉关系

（3）**体虚年衰（肾虚腰痛）：**先天禀赋不足，加之劳役负重，或久病体虚，或年老体衰，或房事不节，以致肾中精气虚亏，腰府失养，不荣则痛。

二、主要治疗方案及操作

根据"虚补实泻、抑强扶弱"的治疗原则，辨证为实证，病机属不通则痛者，实则泻其子，即泻本经膀胱经子穴、子经胆经、肝经子穴，抑制"我克"经小肠经，扶助"克我"经脾经、胃经。辨证为虚证，病机属不荣则痛者，虚则补其母，扶助相表里之经，补本经膀胱经母穴，补表里经肾经。选穴采用辨证与辨经相结合，加局部选穴的原则。

1. 寒湿腰痛

（1）**治则：**实则泻其子，寒则温之。

（2）**治法：**散寒除湿，温经通络。

（3）**选经：**取膀胱经，泻其子经（所生经）胆经，扶"胜我"经脾经、胃经。

（4）**选穴：**阿是穴、腰阳关、肾俞、大肠俞、委中、阳陵泉、足三里。

（5）**操作**

【针刺】足三里用补法，其余诸穴用泻法，可在局部拔罐或刺络拔罐。

【艾灸】诸穴可用温针灸、灸盒灸、艾条灸。每穴 10～15 分钟。

【推拿】用一指禅推法、㨰法、按揉法在腰痛局部操作，再行穴位按揉，每穴 2～3 分钟，配合擦法透热。

（6）**方义**：泻本经肾之背俞穴肾俞、大肠之背俞穴大肠俞以及局部阿是穴、腰阳关，疏通经络，散寒止痛。委中为本经合穴，"腰背委中求"，可疏调腰背部经脉之气血。阳陵泉为八会穴之筋会，亦为子经合穴，实则泻其子；足三里为胃经合穴，施补法，以扶助"克我"经，健脾化湿。

2. 瘀血腰痛

（1）**治则**：实则泻其子，宛陈除之。

（2）**治法**：活血化瘀，舒筋通络。

（3）**选经**：取膀胱经，泻其子经（所生经）胆经，抑制"我克"经小肠经。

（4）**选穴**：阿是穴、腰阳关、肾俞、大肠俞、委中、膈俞、后溪。

（5）**操作**

【针刺】诸穴用泻法，可在局部拔罐或刺络拔罐。

【艾灸】诸穴可用温针灸、灸盒灸、艾条灸。每穴 10～15 分钟。

【推拿】用一指禅推法、㨰法、按揉法在腰痛局部操作，再

行穴位按揉，每穴 2～3 分钟，配合擦法透热。

（6）**方义：**阿是穴、腰阳关、肾俞、大肠俞、委中方义同前。膈俞为八会穴之血会，亦为本经背俞穴，取"宛陈则除之"之义，后溪为"我克经"及"同名经"小肠经输穴（木），实则泻其子。

3. 肾虚腰痛

（1）**治则：**虚则补其母，重在温阳。

（2）**治法：**补肾养虚，温经通络。

（3）**选经：**取膀胱经，补表里经肾经。

（4）**选穴：**阿是穴、腰阳关、肾俞、大肠俞、委中、复溜、命门。

（5）**操作**

【针刺】诸穴用补法。

【艾灸】诸穴可用温针灸、灸盒灸、艾条灸。每穴 20～30 分钟。

【推拿】用一指禅推法、㨰法、按揉法在腰痛局部操作，再行穴位按揉，每穴 2～3 分钟，配合擦法透热。

（6）**方义：**阿是穴、腰阳关、肾俞、大肠俞、委中方义同前。复溜为表里经肾经之经穴（金），为表里经之母穴，灸之可温肾助阳，取"虚则补其母"之义。本证主要为肾中命门之火不足，足少阴经与督脉同"上股内后廉，贯脊属肾络膀胱"，故取督脉之命门穴，调补肾经。

📖 典型验案 ⋯⋯⋯⋯⋯⋯⋯⋯⋯⋯⋯⋯⋯⋯⋯⋯⋯⋯⋯⋯⋯⋯⋯

张某，男，42 岁，建筑工人。腰痛 1 年，加重 2 个月。近 1 年来患者自觉腰部两侧反复疼痛，呈酸胀痛，劳累后加重，休息可稍缓解。2 个月前因搬提重物劳累后，腰部疼痛加重。不伴下肢放射痛。腰椎 CT 示：未见椎间盘异常，腰椎轻度增生。查体：腰椎棘突无压痛，两侧腰大肌僵硬，有固定压痛。诊断：瘀血腰痛（腰肌劳损），治以活血化瘀，通络止痛。针取阿是穴、腰阳关、肾俞、大肠俞、委中、膈俞、后溪，配合局部刺络拔罐。治疗 1 次后疼痛大减，10 次基本痊愈，腰部疼痛消失。

💬 按语 ⋯⋯⋯⋯⋯⋯⋯⋯⋯⋯⋯⋯⋯⋯⋯⋯⋯⋯⋯⋯⋯⋯⋯⋯⋯

1. 针灸治疗腰痛因病因不同，疗效常有差异。风湿性腰痛和腰肌劳损疗效最好；腰椎病变和椎间盘突出引起的腰痛，针灸可明显缓解症状；腰部小关节周围的韧带撕裂疗效较差；内脏疾患引起的腰痛要以治疗原发病为主；因脊柱结核、肿瘤等引起的腰痛，则不属于针灸治疗的范围。

2. 平时常用两手掌根部揉按腰部，早晚各 1 次，可减轻和防治腰痛。

3. 对于椎间盘突出引起的腰痛可配合推拿、牵引等疗法。

◇ 第二节　痿病

一、对疾病的认识

痿病是以肢体筋脉迟缓、软弱无力，日久因不能随意运动而致肌肉萎缩的一种病证，临床上以下肢萎弱较为多见，故称"痿躄"。本病主要与外邪侵袭、饮食不节、久病体虚等因素有关。多见于西医学的运动神经元病、周围神经损伤、急性感染性多发性神经根炎、脑瘫、外伤性截瘫等。

1. 脏腑经脉关系

本病主要以肢体无力，痿废不用为主症，病位在肢体、肌肉，脾主四肢肌肉，肝主筋，肾主骨，故在脏涉及脾、肝、肾。故本经为脾经、肝经、肾经。

脾属土，本经即脾经；"生我者"火也，心与小肠，相关经脉为心经、小肠经；"我生者"金也，肺与大肠，相关经脉为肺经、大肠经；"克我者"木也，肝与胆，相关经脉为肝经、胆经；"我克者"水也，肾与膀胱，相关经脉为肾经、膀胱经；"子母经"为心经与肺经，"衔接经"为胃经与心经，"同名经"为肺经，"表里经"为胃经。

肝属木，本经即肝经；"生我者"水也，肾与膀胱，相关经脉为肾经、膀胱经；"我生者"火也，心与小肠，相关经脉为心经、小肠经；"克我者"金也，肺与大肠，相关经脉为肺经、大肠经；"我克者"土也，脾与胃，相关经脉为脾经、胃经；"子母经"为肾经与心经，"衔接经"为胆经与肺经，"同名经"为心包经，"表里经"为胆经。

肾属水，本经即肾经；"生我者"金也，肺与大肠，相关经脉为肺经、大肠经；"我生者"木也，肝与胆，相关经脉为肝经、胆经；"克我者"土也，脾与胃，相关经脉为脾经、胃经；"我克者"火也，心与小肠，相关经脉为心经、小肠经；"子母经"为肺经与肝经，"衔接经"为膀胱经与心包经，"同名经"为心经，"表里经"为膀胱经。

2. 病因病机

痿病的形成原因颇为复杂。外感温热毒邪，内伤情志、饮食劳倦、先天不足、房事不节、跌打损伤以及接触神经毒性药物，均可使内脏受损，精津不足，气血虚耗，肌肉筋脉失养，而发为痿病（图3-2）。

本病病因病机主要包括以下几方面：

（1）肺热伤津：温热毒邪内侵，或病后余邪未尽，低热不解，或温病高热持续不退，皆令内热燔灼，伤津耗气，肺热叶焦，津伤失布，不能润泽五脏，五体失养而痿弱不用。

（2）湿热浸淫：久居湿地或涉水冒雨，感受外来湿邪，湿热浸淫经脉，营卫运行受阻，或郁久生热，或痰热内停，郁而化热，导致湿热相蒸，浸淫筋脉，气血运行不畅，致筋脉失于滋养而成痿。

（3）**脾胃虚弱：** 素体脾胃虚弱或饮食不节，劳倦思虑过度，或久病致虚，中气受损，脾胃受纳、运化、输布水谷精微的功能失常，气血生化之源不足，无以濡养五脏，以致筋脉肌肉失养。

（4）**肝肾亏虚：** 先天不足，或久病体虚，或房劳太过，伤及肝肾，精损难复；或劳逸太过而伤肾，耗损阴精，肾水亏虚，筋脉失于灌溉濡养，发而为痿。

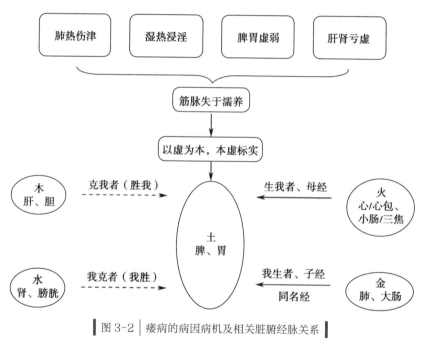

图 3-2 │ 痿病的病因病机及相关脏腑经脉关系

二、主要治疗方案及操作

痿病常以虚为本，或本虚标实。根据"虚补实泻、抑强扶弱"，再加上"治痿独取阳明"的治疗原则，本病的治疗，实证当祛邪和络，实则泻其子，扶正基础上不忘祛邪，补本经、子经、同名经、衔接经；泻子经子穴，本经子穴。虚证宜补虚扶正为主，虚则补其母，补本经，扶我"所胜"经，及子经、同名经、衔接经。选穴采用辨证与辨经相结合，加局部选穴的原则。

1. 肺热伤津（在脏涉及脾和肺，故本经为脾经、子经为肺经）

（1）治则： 祛邪扶正，实则泻其子。

（2）治法： 清热润燥，养阴生津。

（3）选经： 补本经脾经，表里经胃经及其子经、同名经、衔接经大肠经；泻子经肺经。

（4）选穴： 肩髃、曲池、手三里、合谷、伏兔、梁丘、足三里、丰隆、解溪、三阴交、鱼际、尺泽。

（5）操作

【针刺】鱼际、尺泽针用泻法，或三棱针点刺出血；其余诸穴用补法。

【艾灸】除鱼际、尺泽外，诸穴可用温针灸、灸盒灸、艾条灸。每穴20～30分钟。

【推拿】选用一指禅推法、搓擦、攘法、摇法在病变部位操作10～15分钟，再配合穴位按揉，每穴2～3分钟。加拿风池、肩井。最后用抖法、擦法结束治疗。

（6）方义： 阳明胃经和同名经大肠经多血多气，主润宗筋，选其上诸穴肩髃、曲池、手三里、合谷、伏兔、梁丘、足三里、丰隆、解溪，可疏通经络，调理气血，取"治痿独取阳明"之意。三阴交为本经脾经穴位，补之可健脾、补肝、益肾。鱼际、尺泽为子经肺经上腧穴，取"实则泻其子"之意。

2. 湿热浸淫（与胃相关，故本经为胃经）

（1）治则：祛邪扶正，实则泻其子。

（2）治法：清利湿热，通利经脉。

（3）选经：补本经胃经及子经、同名经、衔接经大肠经；泻表里经脾经。

（4）选穴：肩髃、曲池、手三里、合谷、伏兔、梁丘、足三里、丰隆、解溪、三阴交、商丘、阴陵泉。

（5）操作

【针刺】商丘、阴陵泉针用泻法，或三棱针点刺出血；其余诸穴用补法。

【艾灸】除商丘、阴陵泉外，诸穴可用温针灸、灸盒灸、艾条灸。每穴20～30分钟。

【推拿】选用一指禅推法、搓擦、𢫫法、摇法在病变部位操作10～15分钟，再配合穴位按揉，每穴2～3分钟。加摩腹3分钟。最后用抖法、擦法结束治疗。

（6）方义：肩髃、曲池、手三里、合谷、伏兔、梁丘、足三里、丰隆、解溪、三阴交等穴方义同前。商丘、阴陵泉为表里经脾经上腧穴，可健脾化湿，取"实则泻其子"之意。

3. 脾胃虚弱（与脾、胃密切相关，故本经为脾经、胃经）

（1）治则：扶正补虚，虚则补其母。

（2）**治法：**补中益气，健脾升清。

（3）**选经：**补本经胃经及脾经，同名经、衔接经大肠经。

（4）**选穴：**肩髃、曲池、手三里、合谷、伏兔、梁丘、足三里、丰隆、解溪、三阴交、阴陵泉。

（5）**操作**

【针刺】诸穴均用补法。

【艾灸】诸穴可用温针灸、灸盒灸、艾条灸。每穴 20～30分钟。

【推拿】选用一指禅推法、搓擦、㨰法、摇法在病变部位操作 10～15 分钟，再配合穴位按揉，每穴 2～3 分钟。摩腹 5 分钟。最后用抖法、擦法结束治疗。

（6）**方义：**肩髃、曲池、手三里、合谷、伏兔、梁丘、足三里、丰隆、解溪、三阴交等穴方义同前。阴陵泉为脾经上腧穴，补之可健脾益胃，取"虚则补其母"之意。

4. **肝肾亏虚**（在脏与肝、肾相关，故本经为肝经、肾经）

（1）**治则：**扶正补虚，虚则补其母。

（2）**治法：**补益肝肾，益气养血。

（3）**选经：**补本经肝经及肾经，衔接经膀胱经，扶我"所胜"脾经、胃经母穴。

（4）**选穴：**肩髃、曲池、手三里、合谷、伏兔、梁丘、足三里、丰隆、解溪、三阴交、肝俞、肾俞、太冲、太溪。

（5）操作

【针刺】诸穴均用补法。

【艾灸】诸穴可用温针灸、灸盒灸、艾条灸。每穴20~30分钟。

【推拿】选用一指禅推法、搓擦、㨰法、摇法在病变部位操作10~15分钟，再配合穴位按揉，每穴2~3分钟。加擦肾俞、命门、八髎穴，透热为度。最后用抖法、擦法结束治疗。

（6）方义： 肩髃、曲池、手三里、合谷、伏兔、梁丘、足三里、丰隆、解溪、三阴交等穴方义同前。肝俞、肾俞为肝、肾在膀胱经上的背俞穴，太冲、太溪为肝经、肾经的输穴、原穴，五行属土，取"虚则补其母"之义。

🔍 典型验案

王某某，男，19岁。四肢瘫痪1天。3天前患者因早晨锻炼汗出较多，自感头皮发紧，周身疲乏，次日自觉四肢无力，第3天病情迅速发展，出现四肢瘫痪。查体：四肢呈完全性瘫，肌张力下降，肌容量正常，深浅感觉无变化，四肢腱反射消失，病理反射未引出。舌黯，苔白腻，脉细数。诊断：中医诊断：痿病（湿热浸淫）；西医诊断：急性感染性多发性神经根炎。治以清热利湿，通经活络。取肩髃、曲池、手三里、合谷、伏兔、梁丘、足三里、丰隆、解溪、三阴交、商丘、阴陵泉、十二井穴。针刺泻法，十二井穴点刺出血。首次治疗后，双下肢可屈伸，3日后四肢运动改善但仍乏力，15 日后四肢功能明显改善，巩固治疗满 30 日，基本恢复四肢功能。

💬 **按语** ⋯⋯⋯⋯⋯⋯⋯⋯⋯⋯⋯⋯⋯⋯⋯⋯⋯⋯⋯⋯⋯⋯⋯⋯⋯⋯⋯

1. 本病采用针灸疗法可获得较好效果，但久病成畸者应配合其他疗法。

2. 卧床患者应保持四肢功能体位，避免足下垂或者内翻。

3. 针灸治疗同时，应加强主动及被动的肢体功能锻炼，以助及早康复。

✧ 第三节　面瘫

一、对疾病的认识

面瘫，又称"口僻"，是指以口、眼向一侧歪斜为主症的病症。发病急速，以一侧面部发病为多。手足阳经均上头面部，当病邪阻滞面部经络，致手太阳小肠经和足阳明胃经经筋功能失调，可致本病发生。本病相当于西医学的面神经麻痹，最常见于贝尔麻痹。

1. 脏腑经脉关系

本病为经筋病，病变主在阳明，特别是与手、足阳明经关系密切，阳明经脉行于面，阳明受邪，经脉失和，最易致面瘫。阳明主肌肉,阳明受邪,气血失调,导致阳明经气不利,面部肌肉失养,发生口眼歪斜。

足阳明胃经:"子母经"为大肠经与小肠经,"衔接经"为大肠经与脾经,"同名经"为大肠经,"表里经"为脾经。

手阳明大肠经:"子母经"为膀胱经与胃经,"衔接经"为肺经与胃经,"同名经"为胃经,"表里经"为肺经。

2. 病因病机

本病病在阳明,病因有内外之分。外因以风邪为主,常挟寒热二气侵袭阳明经脉,痹阻经脉,气血失和,肌肉失养而发本病;内因主要是调摄失宜,正气损伤,气血不足,卫外不固,是招致外邪侵袭的重要因素。故治其必从阳明入手,疏风散邪,宣通阳明脉络为基本方法。根据病因病机,有风寒证、风热证、气血不足证之分,但面瘫以阳明经脉受病,面部筋脉失养,应着眼于阳明,去阳明之邪,通阳明之络,补阳明之虚(图3-3)。

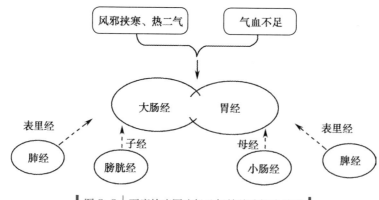

图3-3 面瘫的病因病机及相关脏腑经脉关系

二、主要治疗方案及操作

根据"疏调筋经,虚补实泻"的治疗原则,辨证为风寒证、风热证者,属实证,实则泻其子,扶助"我克"之经,即泻阳明胃经子穴、子经大肠经、肺经子穴,扶我"所胜"肾经、膀胱经。辨证为气血不足证者,属虚证,虚则补其母,抑制"克我"之经,扶助相表里之经,补本经阳明胃经母穴、母经小肠经、三焦经穴,泻"胜我"经肝经、胆经,扶助表里经、衔接经脾经。

1. 风寒证

(1)治则: 实则泻其子,寒则温之。

(2)治法: 祛风散寒,疏调经筋.

(3)选经: 取胃经,泻其子经(所生经)大肠经,扶"我克"之经膀胱经。

(4)选穴: 颊车、颧髎、四白、地仓、下关、合谷、迎香、攒竹。

(5)操作

【针刺】颊车、颧髎、四白、地仓、下关、迎香、攒竹用平补平泻;合谷采用提插捻转泻法。

【艾灸】合谷可用温针灸、艾条灸。10~15分钟。

【推拿】一指禅推法、按揉、推抹、擦法、拿法在病变局部操作10~15分钟,再循经按揉穴位,每穴2~3分钟。加拿风池、揉按风池5次。

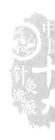

（6）**方义**：取足阳明胃经面部穴位颊车、颧髎、四白、地仓、下关可疏调局部经筋气血，活血通络，泻子经及同名经大肠经原穴合谷，意在实则泻其子。迎香、攒竹穴施平补平泻，以扶"我克"经。

2. 风热证

（1）**治则**：实则泻其子，热则清之。

（2）**治法**：祛风清热，疏调经筋。

（3）**选经**：取胃经，泻其子经（所生经）大肠经，扶"我克"之经膀胱经。

（4）**选穴**：颊车、颧髎、四白、地仓、厉兑、商阳、合谷、迎香、攒竹。

（5）**操作**

【针刺】颊车、颧髎、四白、地仓、迎香、攒竹用平补平泻；合谷采用提插捻转泻法；厉兑、商阳采用点刺泻法。

【推拿】一指禅推法、按揉、推抹、擦法、拿法在病变局部操作 10～15 分钟，再循经按揉穴位，每穴 2～3 分钟。加揉按曲池、太阳、大椎、外关 5 次。

（6）**方义**：取足阳明胃经面部穴位颊车、颧髎、四白、地仓可疏调局部经筋气血，活血通络，泻本经子穴（金）厉兑、子经及同名经大肠经子穴（金）商阳、同名经大肠经原穴合谷，意在实则泻其子。迎香、攒竹穴施平补平泻，以扶"我克"经。

3. 气血不足证

（1）**治则**：虚则补其母，活血通络。

（2）**治法**：活血通络，疏调经筋。

（3）**选经**：选胃经、同名经大肠经，补其母经小肠经、三焦经，泻"克我"经肝经。

（4）**选穴**：足三里、颊车、四白、地仓、解溪、颧髎、丝竹空、合谷、行间。

（5）**操作**

【针刺】颊车、四白、地仓、颧髎、丝竹空采用平补平泻；行间用泻法，足三里、合谷采用提插捻转补法；解溪用捻转补法。

【艾灸】足三里、合谷可用温针灸、艾条灸。每穴 10～15 分钟。

【推拿】一指禅推法、按揉、推抹、擦法、拿法在病变局部操作 10～15 分钟，再循经按揉穴位，每穴 2～3 分钟。加揉按足三里 5 次。

（6）**方义**：取足阳明胃经面部穴位颊车、四白、地仓可疏调局部经筋气血，活血通络，补胃经母穴解溪（火）、合穴足三里，配其母经穴颧髎、丝竹空，虚则补其母，补益气血。泻"克我"经即肝经行间，防其乘虚而克土。

典型验案 ....

曹某，男，54 岁。左侧口眼歪斜 7 天。患者 7 天前因沐浴后汗出吹风，入睡前自觉左耳不适，次日晨起左耳后跳痛，左口角麻木，漱口漏水，鼓腮漏气，左侧闭目不能，左侧额纹及鼻唇沟变浅，曾予以维生素 B_1 肌内注射，症状无明显改善。诊断：面瘫（风寒证）。治以祛风散寒，通络牵正。取颊车、颧髎、四白、地仓、下关、合谷、迎香、攒竹。颊车、颧髎、四白、地仓、下关、迎香、攒竹用平补平泻；合谷采用提插捻转泻法。治疗 15 次后，静态观基本左右协调对称。30 次后临床痊愈。

按语 ....

1. 针灸治疗面瘫具有良好疗效，是目前治疗本病安全有效的首选方法。

2. 面部应避免风寒，必要时戴口罩、眼罩。因眼睑闭合不全，灰尘容易侵入，每日滴眼药水 2～3 次，以预防感染。

3. 治疗期间可配合进行患侧表情肌训练，做皱眉、闭目、吹口哨、示齿、鼓腮、挤鼻、吸吮、翘口角、开口笑、拉下颌等。无力的肌肉可用手指帮助练习。

4. 本病需与中枢性面瘫相鉴别。

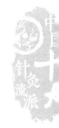

❖ 第四节 面痛

一、对疾病的认识

三叉神经痛是以三叉神经分布区出现放射性、烧灼样抽掣疼痛为主症的疾病，是临床上最典型的神经痛。多发于 40 岁以上的女性，有原发性和继发性之分。属于中医学"面痛""面风痛""面颊痛"等范畴。

1. 脏腑经脉关系

本病为经筋病，眼部痛主要属足太阳经筋病症；上颌、下颌部痛主要属手、足阳明经筋和手太阳经筋病症。

足太阳膀胱经："生我者"金也，大肠，相关经脉为大肠经；"我生者"木也，胆，相关经脉为胆经；"克我者"土也，胃，相关经脉为胃经；"我克者"火也，小肠，相关经脉为小肠经；"母子经"为大肠经与胆经，"同名经"为小肠经，"表里经"为肾经。

足阳明胃经："生我者"火也，小肠，相关经脉为小肠经；"我生者"金也，大肠，相关经脉为大肠经；"克我者"木也，胆，相关经脉为胆经；"我克者"水也，膀胱，相关经脉为膀胱经；"母子经"为小肠经与大肠经，"衔接经"为大肠经与脾经，"同名经"为大肠经，"表里经"为脾经。

手阳明大肠经："生我者"土也，胃，相关经脉为胃经；"我生者"水也，膀胱，相关经脉为膀胱经；"克我者"火也，小肠，相关经脉为小肠经；"我克者"木也，胆，相关经脉为胆经。"子母经"为膀胱经与胃经，"同名经"为胃经，"表里经"为肺经。

足太阳经以及手、足阳明经为三叉神经痛的主要相关经脉。

2. 病因病机

多条分布于三叉神经循行分布部位的经脉、络脉病变会影响到三叉神经，导致三叉神经痛。基本病机为面部经络气血瘀阻，经脉不通，产生面痛。中医学认为，本病多与外感风邪、情志不调、外伤等因素有关（图 3-4）。

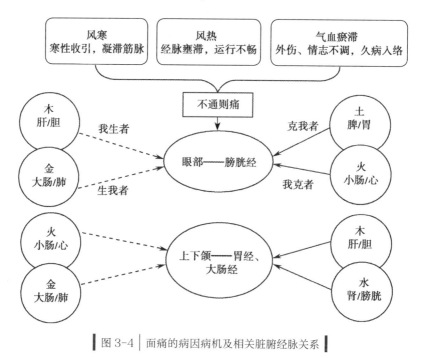

图 3-4 │ 面痛的病因病机及相关脏腑经脉关系

病因病机主要包括以下几方面：

（1）**风寒：** 风寒之邪侵袭面部阳明、太阳经脉，寒性收引，凝滞筋脉，气血痹阻。

（2）**风热：** 因风热毒邪浸淫面部，经脉气血壅滞，运行不畅。

（3）**气血瘀滞：** 外伤或情志不调，或久病入络，使气滞血瘀。

二、主要治疗方案及操作

根据"虚补实泻、抑强扶弱"的治疗原则。辨证为实证，病机属不通则痛者，实则泻其子，扶助"我克"之经，即泻本经子穴、子经子穴，扶我"所胜"经。辨证为虚证，病机属不荣则痛者，虚则补其母，抑制"克我"之经，扶助相表里之经，补本经母穴、母经母穴，泻"胜我"经。选穴采用辨证与辨经相结合，加局部选穴的原则。

1. 风寒证

（1）**治则：** 实则泻其子，寒则温之。

（2）**治法：** 散寒祛邪，通络止痛.

（3）**选经：** ①眼部痛者取膀胱经，泻其子经（所生经）胆经，配合"母经"穴。②面颊部痛者主要取胃经、大肠经、膀胱经。

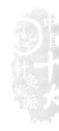

（4）**选穴：** ①眼部痛者取攒竹、阳白、列缺。②面颊部痛者取四白、下关、地仓、合谷、太冲。

（5）**操作**

【针刺】面部诸穴均宜深刺透刺，但刺激强度不宜大，应柔和、适中，攒竹用平补平泻，阳白、列缺采用泻法；针刺时宜先取远端穴，如合谷、太冲。

【艾灸】合谷可用温针灸、艾条灸。10～15分钟。

【推拿】术者以一指禅推法、大鱼际推法、按揉法、扫散法对局部及穴位进行操作。用点法或指揉法在触发点操作1分钟，刺激要强。拿合谷、外关以酸胀为度。

（6）**方义：** 眼部痛者取本经穴攒竹疏通面部经络，泻其子经（所生经）胆经穴阳白、"生我"经肺经络穴列缺祛风散寒。面颊部痛者取本经胃经穴四白、下关、地仓通经活络止痛，取大肠经穴合谷，为手阳明经原穴，"面口合谷收"，与"克我"经肝经穴太冲相配可祛风通络、止痛定痉。

2. 风热证

（1）**治则：** 实则泻其子，热则寒之。

（2）**治法：** 祛风清热，通络止痛。

（3）**选经：** ①眼部痛者取膀胱经，泻其子经（所生经）胆经，扶"我克"之经小肠经、三焦经。②面颊部痛者主要取胃经、大肠经、膀胱经。

（4）**选穴：** ①眼部痛者取攒竹、阳白、丝竹空、列缺、外关。②面颊部痛者取四白、下关、地仓、合谷、内庭、太冲、曲池。

（5）操作

【针刺】面部诸穴均宜深刺透刺，但刺激强度不宜大，应柔和、适中，用平补平泻；针刺时宜先取远端穴，如合谷、太冲、内庭、曲池、外关。

【推拿】术者以一指禅推法、大鱼际推法、按揉法、扫散法对局部及穴位进行操作。用点法或指揉法在触发点操作 1 分钟，刺激要强。点按列缺、外关以酸胀为度。

（6）方义：眼部痛配合"我克"之经三焦经丝竹空以祛风散热，为经脉所过，主治所及，配合"我克"之经三焦经外关以祛除外邪。面颊痛配合本经荥穴内庭可清泻阳明经风热之邪，配合大肠经合穴曲池疏风清热。余穴位方义同前。

3. 气血瘀滞证

（1）治则：调和气血，通经活络。

（2）治法：行气活血止痛。

（3）选经：①眼部痛者取膀胱经，扶"我克"之经小肠经、心包经。②面颊部痛者主要取胃经、大肠经，"生我经"小肠经、"表里经、衔接经"脾经。

（4）选穴：①眼部痛者取攒竹、阳白、丝竹空、内关；②面颊部痛者取四白、下关、地仓、合谷、内庭、太冲、颊车、颧髎、迎香、三阴交。

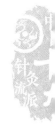

（5）操作

【针刺】面部诸穴均宜深刺透刺，但刺激强度不宜大，应柔和、适中，用平补平泻；针刺时宜先取远端穴，如合谷、太冲、内关、三阴交。

【艾灸】合谷、太冲、内关、三阴交可施温针灸、艾灸盒灸。约30分钟。

【推拿】术者以一指禅推法、大鱼际推法、按揉法、扫散法对局部及穴位进行操作。用点法或指揉法在触发点操作1分钟，刺激要强。按揉血海、膈俞以酸胀为度。

（6）方义：眼部痛配合"我克"之经手厥阴心包经内关以调和气血，内关为八脉交会穴之一，通阴维脉，善治上焦疾患。面颊痛配合颊车、"生我经"小肠经穴颧髎可疏通局部气血，配合大肠经迎香疏经活络，配合"表里经、衔接经"脾经穴三阴交，三阴交为肝经、脾经、肾经交会穴，善调气血。余穴位方义同前。

🔍 典型验案 ···

刘某某，女，51岁。2年前出现牙齿酸胀不适，右侧牙槽突发闪电样剧烈疼痛，放射至右侧面颊部，不能张口、洗脸。冷热刺激均诱发疼痛，每次发作约2~3分钟，严重时呈连续性发作，每次发作自服对乙酰氨基酚可稍缓解。1周前因劳累及感受外寒再次发作。诊断：中医诊断：面痛（风寒证）；西医诊断：

三叉神经痛。取四白、下关、地仓、合谷、太冲，平补平泻，合谷可用温针灸、艾条灸。治疗 1 周后，疼痛明显减轻，间断发作，但持续时间缩短，发作频率减少，治疗 1 个月后痊愈。

💬 **按语**

1. 三叉神经痛是一种顽固性难治病证，针刺治疗有一定的止痛效果。对继发性三叉神经痛要查明原因，采取适当措施，根除原发病。

2. 针刺治疗时局部穴宜轻刺而久留针，远端穴位可用重刺激手法，尤其在发作时，宜在远端穴位行持续强刺激手法。

3. 饮食调理、生活规律和精神调节对三叉神经痛的康复具有重要意义。饮食忌食生冷、刺激性食物，力戒烟酒，保持心情舒畅。

✧ 第五节　面肌痉挛

一、对疾病的认识

面肌痉挛是以阵发性、不规则的一侧面部肌肉不自主抽搐为特点的疾病，属于中医学的"瘛疭""面痉""筋惕肉瞤"等范畴。本病以神经炎症、神经血管压迫等神经损伤为主要原因，但确切的机制尚不清楚。

诱发本病的因素有膝状神经节受到病理性刺激、精神紧张、

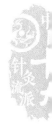

疲劳、面部随意运动、用眼过度等。本病的主要病理为面神经出现异常兴奋，肌肉放电较随意运动时的频率为高，肌电图检查可出现肌纤维震颤和肌束震颤波。

1. 脏腑经脉关系

《张氏医通·瘛疭》："瘛者，筋脉拘急也，疭者，筋脉弛纵也，俗谓之抽。"《温病条辨·痉病瘛病总论》又说："痉者，强直之谓，后人所谓角弓反张，古人所谓痉也。瘛者，蠕动引缩之谓，后人所谓抽掣、搐搦，古人所谓瘛也。"

本病为经筋病，病变主在阳明，特别是与手足阳明经、足厥阴肝经关系密切。

足阳明胃经："子母经"为大肠经与小肠经，"衔接经"为大肠经与脾经，"同名经"为大肠经，"表里经"为脾经。

手阳明大肠经："子母经"为膀胱经与胃经，"衔接经"为肺经与胃经，"同名经"为胃经，"表里经"为肺经。

足厥阴肝经；"生我者"水也，肾，相关经脉为肾经；"我生者"火也，心，相关经脉为心经；"克我者"金也，肺，相关经脉为肺经；"我克者"土也，脾，相关经脉为脾经；"子母经"为心经与肾经，"衔接经"为胆经与肺经，"同名经"为心包经，"表里经"为胆经。

2. 病因病机

中医学认为，本病属于面部经筋出现筋急的病变。本病的发生与风、痰、虚、瘀等因素相关。外邪阻滞经脉，或邪郁化热、壅遏经脉，使气血运行不畅，筋脉拘急而抽搐；阴虚血少、筋脉失养，导致虚风内动而抽搐（图3-5）。

病因病机主要包括以下几方面：

（1）风寒阻络： 风寒之邪侵袭面部经脉、经筋，寒性收引，凝滞筋脉，气血痹阻，筋脉拘急而抽搐。

（2）风热袭络： 因风热毒邪浸淫面部，经脉气血壅滞，运行不畅，筋脉拘急而抽搐。

（3）虚风内动： 肝阴亏虚，阴虚血少、筋脉失养，导致虚风内动而抽搐。

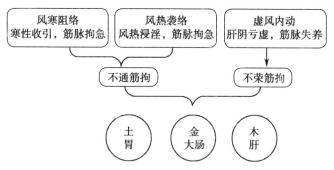

图3-5 面肌痉挛的病因病机及相关脏腑经脉关系

二、主要治疗方案及操作

根据"虚补实泻、抑强扶弱"的治疗原则。辨证为实证，实则泻其子，扶助"我克"之经，即泻本经子穴、子经子穴，扶我"所胜"经。辨证为虚证，虚则补其母，抑制"克我"之经，扶助相表里之经，故补本经母穴、母经母穴，泻"胜我"经。选穴

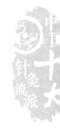

采用辨证与辨经相结合，加局部选穴的原则。

1. 风寒阻络证

（1）**治则：** 实则泻其子，寒则温之。

（2）**治法：** 散寒祛邪，祛风止痉．

（3）**选经：** 取足厥阴肝经和手阳明大肠经，泻肝经表里经胆经及肝经同名经的表里经三焦经，泻手阳明经表里经肺经。

（4）**选穴：** 太冲、合谷、风池、翳风、攒竹、太阳、颧髎、列缺。

（5）**操作**

【针刺】针刺时宜先取远端穴，如合谷、太冲。面部诸穴宜用捻转泻法，操作手法不宜重。

【艾灸】合谷、风池可用温针灸、艾条灸。每穴 10 ~ 15 分钟。

【推拿】用推法、大鱼际推揉法、拇指推揉法在局部操作，用点按法重点刺激太冲、合谷、风池、翳风、攒竹、太阳、颧髎等，每穴约 1 分钟。拿风池穴约 2 分钟，然后在风池至大椎之间用拿法操作 3 分钟，最后拿肩井 2 分钟。

（6）**方义：** 太冲为肝经原穴，是祛风要穴，以祛风止痉；取大肠经穴合谷，为手阳明经原穴，"面口合谷收"，与太冲相配，开四关，可祛风通络、开窍定痉。取肝经表里经、衔接经胆经之风池以祛风散寒。泻其同名经的表里经三焦经穴翳风以及小肠经穴颧髎，以散寒祛邪，祛风止痉。取手阳明大肠经母经穴攒竹活络止痉，局部取穴太阳穴，经脉所过，主治所及，祛风通络定痉。列缺可祛风散寒。

2. 风热证

（1）**治则：**实则泻其子，热则寒之。

（2）**治法：**祛风清热，通络止痉。

（3）**选经：**取足厥阴肝经和手阳明大肠经，泻肝经同名经的表里经三焦经；泻手阳明大肠经子经及同名经足阳明胃经。

（4）**选穴：**太冲、合谷、翳风、攒竹、太阳、颧髎、曲池、内庭。

（5）**操作**

【针刺】针刺时宜先取远端穴，如合谷、太冲、曲池、内庭。面部诸穴宜用捻转泻法，操作手法不宜重。

【推拿】用推法、大鱼际推揉法、拇指推揉法在局部操作，用点按法重点刺激太冲、合谷、翳风、攒竹、太阳、颧髎、曲池、内庭等，每穴约 1 分钟。拿曲池、合谷、风池约 2 分钟。

（6）**方义：**太冲、合谷、翳风、攒竹、太阳、颧髎等方义同前。胃经荥穴内庭清泻郁热。大肠经合穴曲池祛风散热。

3. 虚风内动证

（1）**治则：**虚补实泻，标本兼顾。

（2）**治法：**补虚祛风止痉。

（3）**选经：**取足厥阴肝经，泻其同名经的表里经三焦经，补足厥阴肝经之母经肾经、足阳明胃经之表里经脾经。

（4）选穴： 太冲、合谷、翳风、攒竹、太阳、颧髎、太溪、三阴交。

（5）操作

【针刺】 针刺时宜先取远端穴，如合谷、太冲、太溪、三阴交。面部诸穴宜捻转平补平泻，操作手法不宜重，刺激强度不宜大，应柔和、适中。

【艾灸】 合谷、太冲、三阴交可施温针灸、艾灸盒灸。

【推拿】 用推法、大鱼际推揉法、拇指推揉法在局部操作，用点按法重点刺激太冲、合谷、翳风、攒竹、太阳、颧髎、太溪、三阴交等，每穴约 1 分钟。

（6）方义： 太冲、合谷、翳风、攒竹、太阳、颧髎等方义同前。虚则补其母，取足厥阴肝经之母经穴太溪调补肝肾，滋阴安神。足阳明胃经之表里经脾经的三阴交滋养肾阴而息风。

典型验案

李某某，女，37 岁。左侧面肌不自主抽动 7 年，呈阵发性、不规则的面部肌肉抽搐，中医药屡治无效。诊断：面肌痉挛（面痉）。针取太冲、合谷、翳风、攒竹、太阳、颧髎、太溪、三阴交，平补平泻，治疗 5 天后，面肌痉挛明显减少。患者不慎吹风，面部肌肉抽搐加重，加用皮内针埋针疗法，针刺治疗 15 天后，面肌痉挛明显减少减轻，发作频率减少，治疗 30 次后基本痊愈。半年随访未发。

💬 **按语**

1. 针灸治疗面肌痉挛一般可缓解症状，减少发作次数，减轻发作程度。但对于病程较长而症状较重者疗效差，可作为辅助治疗。

2. 患者应保持心情舒畅，防止精神紧张及急躁。

3. 癫痫小发作也可以引起局限性面肌痉挛，多见于口角部位，常伴有口眼㖞动，有时可出现肢体抽搐，脑电图有异常放电现象。可作鉴别。

◈ 第六节 中风

一、对疾病的认识

中风，又称"卒中"，以突然昏仆，不省人事，半身不遂，口舌㖞斜；或不经昏仆，仅以半身不遂，口舌㖞斜，言语不利，偏身麻木为主要表现的一种病证。古代文献中的仆击、大厥、薄厥、偏枯、偏风等一般即指中风。相当于西医学的急性脑血管疾病，如脑梗死、脑出血、脑栓塞、蛛网膜下腔出血等。

1. 脏腑经脉关系

本病病位在脑，与心、肝、脾、肾密切相关。

心属火，本经即心经；"生我者"木也，肝，相关经脉为肝

经；"我生者"土也，脾，相关经脉为脾经；"克我者"水也，肾，相关经脉为肾经；"我克者"金也，肺，相关经脉为肺经；"子母经"为脾经与肝经，"衔接经"为脾经与小肠经，"同名经"为肾经，"表里经"为小肠经。

肝属木，本经即肝经；"生我者"水也，肾，相关经脉为肾经；"我生者"火也，心，相关经脉为心经；"克我者"金也，肺，相关经脉为肺经；"我克者"土也，脾，相关经脉为脾经；"子母经"为肾经与心经，"衔接经"为胆经与肺经，"同名经"为心包经，"表里经"为胆经。

脾属土，本经即脾经；"生我者"火也，心，相关经脉为心经；"我生者"金也，肺，相关经脉为肺经；"克我者"木也，肝，相关经脉为肝经；"我克者"水也，肾，相关经脉为肾经；"子母经"为心经与肺经，"衔接经"为胃经与心经，"同名经"为肺经，"表里经"为胃经。

肾属水，本经即肾经；"生我者"金也，肺，相关经脉为肺经；"我生者"木也，肝，相关经脉为肝经；"克我者"土也，脾，相关经脉为脾经；"我克者"火也，心，相关经脉为心经；"子母经"为肺经与肝经，"衔接经"为膀胱经与心包经，"同名经"为心经，"表里经"为膀胱经。

2. 病因病机

中风的发生是多种因素所导致的复杂病理过程，风、火、痰、瘀是其主要病因。脏腑功能失调，正气虚弱，在情志过极，劳倦内伤，饮食不节，用力过度，气候骤变的诱发下，致瘀血阻滞，痰热内生，心火亢盛，肝阳暴亢，风火相煽，气血逆乱，上冲犯脑而形成本病。基本病机是阴阳失调，气血逆乱，上犯于脑（图3-6）。

病因病机主要包括以下几方面：

（1）**正气虚弱，内伤积损**：人身阳气，若扰动太过，则亢奋不敛。本病也可因操持过度，形神失养，以致阴血暗耗，虚阳化风扰动为患。再则纵欲伤精，也是水亏于下，火旺于上，发病之因。

（2）**情志过极，化火生风**：五志过极，心火暴甚，可引动内风而发卒中。临床以暴怒伤肝为多，因暴怒则顷刻之间肝阳暴亢，气火俱浮，迫血上涌则其候必发。至于忧思悲恐，情绪紧张

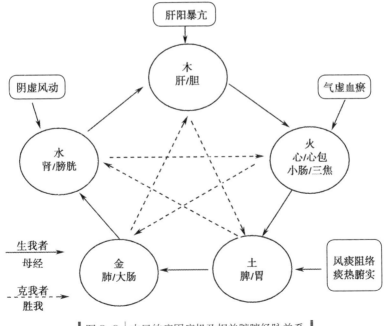

图 3-6 中风的病因病机及相关脏腑经脉关系

均为本病的诱因。

（3）饮食不节，痰浊内生： 过食肥甘醇酒，脾失健运，聚湿生痰，痰郁化热；或肝木素旺，木旺乘土，致脾不健运，内生痰浊，夹痰上扰，上蒙清窍，可致病发。

二、主要治疗方案及操作

中风根据意识有无障碍而分为中经络、中脏腑两端。中经络者病位浅，病情相对较轻；中脏腑者病位深，病情较重。中脏腑又有闭证、脱证之分。中风病性为本虚标实，上盛下虚，在本为肝肾阴虚，气血衰弱，在标为风火相煽，痰湿壅盛，气逆血瘀。根据"急则治其标，缓则治其本"的治疗原则，辨证为实证者，实则泻其子，扶助"我克"之经；辨证为虚证者，虚则补其母，抑制"克我"之经，扶助表里经、衔接经。选穴采用辨证与辨经相结合，加局部选穴的原则。

中经络

1. 肝阳暴亢

（1）治则： 泻肝经实火，实则泻其子。

（2）治法： 平肝息风潜阳。

（3）选经： 取肝经同名经心包经、表里经胆经，泻其子经（我生经）心经，扶助"我克"之经脾经。

（4）选穴： 行间、太冲、中冲、内关、侠溪、神门、极泉、三阴交。

（5）操作

【针刺】行间、内关、侠溪、神门用泻法；极泉用提插泻法；太冲、中冲可点刺放血；三阴交用补法。

【推拿】用滚法、一指禅推法、按揉法、推拿法、搓擦法和关节运动法等手法在病变部位及穴位上操作。局部操作20～30分钟，行间、太冲、内关、侠溪、神门、极泉、三阴交每穴按揉2～3分钟。中冲穴掐按3～5次。

（6）方义： 取本经原穴太冲以泻肝经实热，配以本经行间加强泻热作用。心包经和肝经同属厥阴，为同名经，可取心包经的内关、中冲，针刺泻法以通经泄热，通过泄心包经热邪来泄肝经热邪。肝经与胆经互为表里经络，当肝经有热邪，可取胆经穴侠溪，针刺泻法，以达到疏泄肝胆实火的目的。根据五行生克选择子母经和克侮经的穴位，本病为肝经实邪，"实则泻其子"，当泄心经（子经），取穴神门、极泉，针刺泻法，可以清泻心火，进而可以达到泻肝火的目的。对于肝阳暴亢，木旺乘土，泻肝火而补脾土，配以脾经三阴交，行补法，实脾土。

2. 风痰阻络

（1）治则： 健脾平肝，实则泻其子。

（2）治法： 化痰息风通络。

（3）选经： 选脾经、表里经胃经，泻"克我"经肝经，泻胃经"同名经"大肠经。

（4）选穴： 三阴交、阴陵泉、公孙、足三里、丰隆、合谷、

曲池、行间。

（5）操作

【针刺】三阴交、阴陵泉、足三里用平补平泻法；丰隆、曲池用提插泻法；公孙、合谷、行间采用捻转泻法。

【推拿】用㨰法、一指禅推法、按揉法、推拿法、搓擦法和关节运动法等手法在病变部位及穴位上操作。局部操作 20～30 分钟，三阴交、阴陵泉、公孙、足三里、丰隆、合谷、曲池、行间，每穴按揉 2～3 分钟。

（6）方义： 取三经交会穴三阴交、脾经合穴阴陵泉，配合胃经合穴足三里以清热涤痰。脾经与胃经互为表里，为胃经"衔接经"，足太阴脾经之络穴公孙，足阳明胃经之络穴丰隆，沟通表里两经，以化痰通络。泻"克我"经肝经行间，旨在抑木扶土。

3. 痰热腑实

（1）治则： 健脾化痰，泻阳明之热。

（2）治法： 通腑泻热化痰。

（3）选经： 取胃经，配其"表里经"与"衔接经"脾经，泻胃经之子经、"同名经"大肠经。

（4）选穴： 足三里、丰隆、梁丘、厉兑、公孙、商阳、合谷、天枢、曲池。

（5）操作

【针刺】足三里、丰隆、梁丘、天枢、曲池施提插泻法；公孙、合谷施捻转泻法；商阳、厉兑点刺放血。

【推拿】用㨰法、一指禅推法、按揉法、推拿法、搓擦法和关节运动法等手法在病变部位及穴位上操作。局部操作20～30分钟，足三里、丰隆、梁丘、厉兑、公孙、商阳、合谷、天枢、曲池，每穴按揉2～3分钟。

（6）**方义：** 脾经与胃经互为表里，为胃经"衔接经"，足太阴脾经之络穴公孙，沟通表里两经。取下合穴足三里、胃经郄穴梁丘，配同名经原穴合谷、大肠募穴天枢以通腑泄热。泻本经子穴（金）厉兑、子经及同名经大肠经子穴（金）商阳及合穴曲池，实则泻其子。

4. **气虚血瘀**

（1）**治则：** 虚则补其母，补气为重。

（2）**治法：** 益气活血通络。

（3）**选经：** 选心经及其"表里经"心包经，补其母经肝经之穴，泻"克我"经即肾经。

（4）**选穴：** 内关、阴郄、极泉、曲泽、中冲、阳陵泉、太冲、阴谷。

（5）**操作**

【针刺】极泉用提插泻法；阴郄、曲泽、阳陵泉施以提插捻转补法；中冲、太冲施以捻转补法；阴谷施以捻转泻法。

【艾灸】气海、血海、内关施以温针灸；中冲可施以麦粒灸，约30分钟。

【推拿】用㨰法、一指禅推法、按揉法、推拿法、搓擦法和关节运动法等手法在病变部位及穴位上操作。局部操作 20～30 分钟，内关、阴郄、极泉、曲泽、中冲、阳陵泉、太冲、阴谷，每穴按揉 2～3 分钟。

（6）**方义**：取心经及"表里经"心包经内关、阴郄、极泉、曲泽等穴补心活血，补手厥阴心包经属木的井穴中冲。取母经肝经阳陵泉、太冲，体现"虚则补其母"。泻肾经阴谷穴，防其乘虚而胜。

5. 阴虚风动

（1）**治则**：虚则补其母，滋阴为重。

（2）**治法**：镇肝息风。

（3）**选经**：取肝经及"表里经"与"衔接经"之胆经，补其母经（生我经）肾经。

（4）**选穴**：行间、太冲、期门、阳陵泉、太溪、风池。

（5）**操作**

【针刺】行间、太冲、期门、太溪、风池施以捻转补法；阳陵泉施以提插捻转补法。

【艾灸】风池可施温针灸。

【推拿】用㨰法、一指禅推法、按揉法、推拿法、搓擦法和关节运动法等手法在病变部位及穴位上操作。局部操作 20～30 分钟，行间、太冲、期门、阳陵泉、太溪、风池，三阴交，每穴按揉 2～3 分钟。

（6）**方义**：取肝经的荥穴行间、原穴太冲、交会穴期门，合

"表里经"与"衔接经"之胆经交会穴风池、合穴阳陵泉，有滋阴潜阳之功。补母经肾经原穴太溪，有虚则补其母之意。

中脏腑

（1）**治则：**醒脑开窍，闭证兼开窍启闭，脱证兼回阳固脱。

（2）**治法：**醒神开窍通络。

（3）**选经：**取任脉、督脉，取心经、心包经，闭证泻子经脾经，脱证补母经肝经。

（4）**选穴：**水沟、素髎、百会、内关、神门。闭证：加十宣、太白；脱证：加气海、关元、大敦。

（5）**操作**

【针刺】水沟、素髎施以雀啄法，以患者面目表情出现反应为度；百会、神门、内关、太白施以捻转泻法，持续运针 1～3 分钟；十宣可点刺放血。

【艾灸】气海、关元可用大艾炷灸；大敦可施雀啄灸。每次约 30 分钟。

【推拿】用按揉操作素髎、百会、内关、神门、大敦、太白，每穴按揉 2～3 分钟。水沟、十宣掐按 3～5 次。气海、关元摩法操作 10 分钟。

（6）**方义：**脑为元神之府，督脉入络脑，百会、水沟、素髎可醒脑开窍调神；心主血脉，取心经神门，配表里经心包经络穴内关以调理心气使气血运行，按异经母子穴补泻法，对闭证，泻

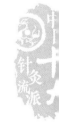

子经脾经太白；对脱证，补母经肝经大敦，任脉气海、关元以扶正固脱。

📑 **典型验案** ⋯⋯⋯⋯⋯⋯⋯⋯⋯⋯⋯⋯⋯⋯⋯⋯⋯⋯⋯⋯⋯⋯⋯

周某某，男，76 岁。有高血压病史 20 余年。1 个月前如厕时感心痛、头晕头痛，左侧肢体麻木，酸软无力，瘫倒于地，但无意识障碍、恶心呕吐、失语。送至医院查体：左上肢肌力 2+级，伴口角歪斜，颅脑 CT 示：右侧丘脑部位 1.3cm×1.3cm高密度区。遂转入神经内科，住院治疗 1 个月后，头晕头痛症状好转，遗留左侧肢体运动障碍，转针灸科治疗。诊断：中风　出血性中风　中经络　恢复期。取行间、太冲、中冲、内关、侠溪、神门、极泉、三阴交。行间、内关、侠溪、神门用泻法；极泉用提插泻法；太冲、中冲可点刺放血；三阴交用平补平泻法。治疗 10 次后，患者肌力恢复，加用康复治疗，治疗 1 个月后，患者基本可拄拐行走。3 个月后患者可自行缓慢行走。

💬 **按语** ⋯⋯⋯⋯⋯⋯⋯⋯⋯⋯⋯⋯⋯⋯⋯⋯⋯⋯⋯⋯⋯⋯⋯⋯⋯⋯

1. 针灸治疗中风疗效较满意，尤其对于神经功能的康复如肢体运动、语言、吞咽功能等有促进作用，治疗越早效果越好，治疗期间应配合康复训练。

2. 中风急性期出现高热、神昏、颅内压增高、上消化道出血等情况时，应采取综合治疗措施。

3. 中风患者应注意防止褥疮，保证呼吸道通畅。

4. 本病应重在预防，如年逾四十，经常出现头晕头痛、肢体麻木，偶有发作性语言不利、肢体痿软无力者，多为中风先兆，应加强防治。

◆ 第七节　头痛

一、对疾病的认识

头痛，又称"头风"，是指以头部疼痛为主要临床表现的病证。常见于西医学的紧张性头痛、血管神经性头痛以及脑膜炎、高血压、脑动脉硬化、头颅外伤、脑震荡后遗症等疾病。

1. 脏腑经脉关系

十二经脉中，六阳经及足厥阴经循行于头的不同部位，前头痛、偏头痛、后头痛、头顶痛辨位归经分别为阳明头痛、少阳头痛、太阳头痛和厥阴头痛。病位虽在头，但与肝、脾、肾等脏密切相关。头痛与阳明经、少阳经、太阳经和厥阴经以及督脉也密切相关，而非与单一脏腑或者单一经脉相关。

2. 病因病机

脑为"髓海"，又为诸阳之会、清阳之府，五脏六腑之气血皆上会于头。若外邪侵袭或内伤诸疾皆可导致气血逆乱，瘀阻脑络，脑失所养而发生头痛。头痛与肝、脾、肾密切相关。风、火、痰、瘀、虚为致病之主要因素。邪阻脉络，清窍不利；精血

不足，脑失所养，为头痛之基本病机（图3-7）。

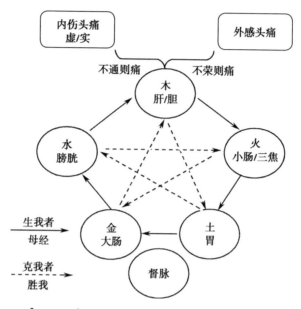

图 3-7 | 头痛的病因病机及相关脏腑经脉关系

病因病机主要包括以下几方面：

（1）**外感头痛：**多因起居不慎，坐卧当风，感受风寒湿热等外邪上犯于头，清阳之气受阻，气血不畅，阻遏络脉而发。"伤于风者，上先受之"，故外感头痛主要是风邪所致，每多兼寒、夹湿、兼热，上犯清窍，经络阻遏，而致头痛。

（2）**内伤头痛：**内伤头痛可因情志、饮食、体虚久病等所致。情志不遂，肝失疏泄，肝阳妄动，上扰清窍；肾阴不足，脑海空虚，清窍失养；禀赋不足，久病体虚，气血不足，脑失所养；恣食肥甘，脾失健运，痰湿内生，阻滞脑络；外伤跌仆，气血瘀滞，脑络被阻；均可导致内伤头痛。

二、主要治疗方案及操作

根据"虚补实泻、抑强扶弱"的治疗原则，辨证为实证，病机属不通则痛者，实则泻其子，扶助"我克"之经，即泻本经子穴、子经子穴，扶我"所胜"之经。辨证为虚证，病机属不荣则痛者，虚则补其母，抑制"克我"之经，扶助相表里之经，补本经母穴、母经母穴，泻"胜我"经。选穴采用辨证与辨经相结合，加局部选穴的原则。

1. 外感头痛

（1）**治则：**实则泻其子，寒则温之、热则寒之、湿则祛之。

（2）**治法：**祛风祛邪，通络止痛。

（3）**选经：**取督脉、手太阴肺经穴为主。

（4）**选穴：**列缺、百会、太阳、风池、大椎。

（5）**操作**

【针刺】各穴采用毫针泻法。风池可拔罐或艾灸；大椎可点刺出血。风池穴应严格注意针刺的方向和深浅，防止伤及延髓。

【艾灸】百会艾灸盒灸。每次灸 30 分钟。

【推拿】用推抹法、按揉法、扫散法和一指禅推法在头面局部操作，再循经点按穴位。风寒头痛加揉按肺俞、风门，擦膀胱经；风热头痛加揉按大椎、肺俞、风门、曲池、合谷、肩井；风湿头痛加重按太阳、头维、大椎、曲池。

（6）**方义：**取督脉腧穴人体最高穴位百会和太阳可疏导头部

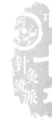

经气，腧穴所在，主治所在。取足少阳与阳维脉的交会穴风池，功长祛风活血、通络止痛。取肺经络穴列缺，可宣肺解表，祛风通络。根据不同部位辨证取本经及局部穴位，如阳明经头痛者，加印堂、攒竹、合谷、内庭；少阳经头痛者，加率谷、外关、足临泣；太阳经头痛者，加天柱、后溪、申脉；厥阴经头痛者，加四神聪、太冲、内关；风寒头痛者，加风门；风热头痛者，加曲池；风湿头痛者，加阴陵泉。

2. 内伤头痛

（1）实证

1）治则： 实则泻其子，通则不痛。

2）治法： 疏通经络，清利头窍。

3）选经： 以督脉及足阳明胃经、足少阳胆经穴为主。

4）选穴： 百会、风池、头维；按头痛部位配穴同上。肝阳上亢者，加太冲、太溪、侠溪；痰浊头痛者，加太阳、丰隆、阴陵泉；瘀血头痛者，加阿是穴、血海、膈俞、内关。

5）操作

【针刺】毫针泻法。风池拔罐；阿是穴点刺出血；头维用平补平泻；太溪采用捻转补法；太冲用提插泻法。风池穴应严格注意针刺的方向和深浅，防止伤及延髓。

【推拿】用推抹法、按揉法、扫散法、拿法和一指禅推法在头面局部操作，再循经点按穴位。肝阳上亢者，加扫散头侧少阳胆经和拇指推两侧桥弓；痰浊头痛者，加太阳、丰隆、阴陵泉和梳法梳两侧前额发际至后颈发际；瘀血头痛者，加阿是穴、血海、膈俞、内关点按和指尖击法，反复从前额至后项叩击。

6）方义：百会、太阳方义同前。肝经土穴太冲平肝潜阳；肾经土穴太溪滋水涵木；胃经化痰要穴丰隆、脾经水穴阴陵泉健脾和胃，运化水湿；局部阿是穴可活血通经，清利头目，调和气血。脾经血海调理气血，活血化瘀。血之会膈俞行气活血。心包经络穴内关，为八脉交会穴之一，通阴维脉，善治心、胸、胃疾；胆经荥（水）穴侠溪泻母以抑子，疏通头部经络气血。

（2）虚证

1）**治则：**抑强扶弱，调整阴阳。

2）**治法：**疏通经络，滋养脑髓。

3）**选经：**以督脉及足阳明胃经、足少阳胆经穴为主。

4）**选穴：**百会、风池、足三里。血虚头痛者，加三阴交、肝俞、脾俞；肾虚头痛者，加太溪、肾俞、悬钟。

5）**操作**

【针刺】百会、足三里用补法；风池用平补平泻法。风池穴应严格注意针刺的方向和深浅，防止伤及延髓。

【艾灸】足三里、太溪、肾俞、悬钟施温和灸。每次灸30分钟。

【推拿】用推抹法、按揉法、扫散法、拿法和一指禅推法在头面局部操作，再循经点按穴位。血虚头痛加揉按心俞、膈俞、血海、足三里、三阴交；肾虚头痛加揉按肾俞、命门、八髎、气海俞、关元俞。

6）方义： 取头部穴百会疏调气血以养脑髓。取本经穴胆经风池活血通经，调和气血。胃经足三里补益气血，滋养脑髓。取肝俞、脾俞、肾俞调补肝、脾、肾，脾经穴三阴交为肝经、脾经、肾经交会穴，调补肝、脾、肾，肾经土穴太溪补肾益髓，胆经悬钟，髓会，调补肝肾，滋养清窍。

🔍 典型验案

孙某，女，19 岁。前额疼痛 2 个月。痛时面红，甚则恶心呕吐，午后为甚，小便黄。服用西药过敏，服用中药 7 付无明显缓解。查体：血压 108/70mmHg，舌淡紫，有瘀斑，苔黄腻，脉弦滑。诊断：头痛（瘀血头痛）。取百会、风池、头维、太阳、印堂、攒竹、合谷、内庭，针用泻法。针刺间断治疗 1 个月后，头痛痊愈。半年随访未发。

💬 按语

1. 针灸治疗头痛有较好的疗效，对于多次治疗无效或逐渐加重者，要查明原因，尤其是要排除颅内占位性病变。

2. 头痛患者在治疗期间，应禁烟酒，适当参加体育锻炼，避免过劳和精神刺激，注意休息。

✧ 第八节　不寐

一、对疾病的认识

不寐通常称为"失眠""不得卧"等，是以经常不能获得正常睡眠为特征的一类病证。主要表现为睡眠时间、深度的不足，如轻者入睡困难，或寐而不酣，时寐时醒，或醒后不能再寐，重则彻夜不寐。

长期失眠易造成疲乏、头晕眼花，甚至昏昏欲睡，致使工作效率下降，并严重影响生活质量，同时，也给患者带来严重的思想负担，产生食欲下降、情绪低落、思维迟缓，或伴有自卑感，甚至有自杀倾向等一系列抑郁表现，有的可以发展成为抑郁症。失眠症的药物治疗需要长期服用，且易于产生依赖，并出现诸如口干、便秘、头晕、心慌、戒断症状等一系列副作用。

本病可见于西医学的神经衰弱、更年期综合征、慢性消化不良、贫血、动脉粥样硬化症等，当以不寐为主要临床表现时，可参考本节内容辨证论治。

1. 脏腑经脉关系

不寐由多种原因所致心神不宁，与心、肝、脾、肾、胆、胃等脏腑功能失调密切相关。心属火，本经即心经；"生我者"木也，肝与胆，相关经脉为肝经、胆经；"我生者"土也，脾与胃，相关经脉为脾经、胃经；"克我者"水也，肾与膀胱，相关

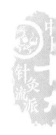

经脉为肾经、膀胱经；"我克者"金也，肺与大肠，相关经脉为肺经、大肠经；"子母经"为肝经与脾经，"衔接经"为脾经与小肠经，"同名经"为肾经，"表里经"为小肠经。

2. 病因病机

本病与饮食、情志、劳倦、体虚等因素有关。情志不遂，肝阳扰动；思虑劳倦，内伤心脾，生血之源不足；惊恐、房劳伤肾，肾水不能上济于心，心火独炽，心肾不交；体质虚弱，心胆气虚；饮食不节，宿食停滞，胃不和则卧不安；上述因素最终导致邪气扰动心神或心神失于濡养、温煦，心神不安，阴跷脉、阳跷脉功能失于平衡，而出现不寐。肝郁化火、饮食不节、心肾不交、思虑伤脾和心胆气虚为导致失眠的主要病因，本病病位在心，脾胃、肝胆、肾为主要相关脏腑（图3-8）。

病因病机主要包括以下几方面：

（1）肝郁化火：情志所伤，肝失调达，气郁不舒，肝郁化火，火性炎上，上扰心神。

（2）胃气不和：饮食不节，暴饮暴食，或五味过极，辛辣无度，或恣食肥甘厚味，或饮酒如浆，损伤脾胃，饮食停滞，蕴湿生热，痰热上扰，致使胃气不和，气机阻滞，不能入寐。

（3）心虚胆怯：心虚胆怯，遇事不决，心神不安，遇事易惊，而致不寐。

（4）脾气虚弱：思虑太过，损伤心脾，气血生化不足，不能营养心神，致心神不宁。

（5）心肾不交：素体虚弱，惊恐、房劳伤肾，肾阴耗伤，肾水不能上济于心，或心火内炽，不能下交于肾，心肾失交，扰动神明，不能入寐。

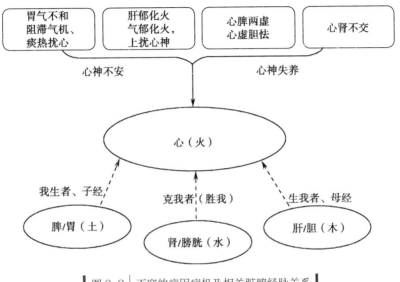

图 3-8 不寐的病因病机及相关脏腑经脉关系

二、主要治疗方案及操作

根据"虚补实泻、抑强扶弱"的治疗原则，辨证为实证，病机属心神不安者，实则泻之，泻"母病及子"之经，即泻本经心经子穴、子经肝经、胆经子穴，泻"胜我"肾经、膀胱经。辨证为虚证，病机属心神失养者，虚则补其母，抑制"克我"之经，扶助相表里之经，补本经心经母穴、母经肝经、胆经穴，扶助衔接经脾经。选穴采用辨证与辨经相结合，加局部选穴的原则。

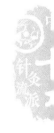

1. 肝郁化火

（1）**治则：** 抑强扶弱，热则凉之。

（2）**治法：** 疏肝理气，清肝宁心。

（3）**选经：** 本经之心经，母经之肝经、胆经。

（4）**选穴：** 神门、内关、照海、申脉、行间、侠溪、风池。

（5）**操作**

【针刺】神门、申脉取泻法，照海补法，内关用平补平泻；行间、侠溪、风池采用点刺泻法。

【推拿】用推法、揉法、抹法、振法、叩击法和一指禅推法在头面部和循经操作，用拿法在颈项肩井部操作。顺时针方向摩腹同时配合按揉中脘、气海、关元。加按揉神门、内关、照海、申脉、行间、侠溪、风池等穴，每穴2~3分钟。

（6）**方义：** 取本经神门、心包经络穴内关，宁心安神；实则泻其子，泻本经子穴（土）神门；照海、申脉是八脉交会穴，能调理阴阳，是治疗失眠的要穴；行间（肝经火穴）、侠溪（胆经水穴）、风池是肝经、胆经要穴，能达到疏肝理气、清肝宁心之效。

2. 胃气不和

（1）**治则：** 实则泻其子，滞以导之。

（2）**治法：** 消食导滞，通腑降气。

（3）**选经：** 本经之心经、胃经，表里经之脾经，子经与同名经之大肠经。

国家中医药管理局厘定中国十大针灸流派

（4）**选穴：**神门、内关、照海、申脉、足三里、中脘、公孙、曲池、天枢。

（5）**操作**

【针刺】神门、申脉取泻法，照海用补法，内关用平补平泻；足三里、中脘用平补平泻；公孙采用捻转泻法；曲池、天枢用提插泻法。

【艾灸】足三里、梁丘、中脘穴用隔物灸。每次灸30分钟。

【推拿】用推法、揉法、抹法、振法、叩击法和一指禅推法在头面部和循经操作，用拿法在颈项肩井部操作。顺时针方向摩腹同时配合按揉中脘、气海、关元。加按揉神门、内关、照海、申脉、足三里、中脘、公孙、曲池、天枢等穴，每穴2~3分钟。

（6）**方义：**取本经神门、心包经络穴内关，宁心安神；实则泻其子，泻本经子穴（土）神门；足三里、中脘、内关方义同前。脾经与胃经互为表里，为胃经"衔接经"，足太阴脾经之络穴公孙，沟通表里两经，公孙又为八脉交会穴，通冲脉，主治"冲脉为病，逆气里急"。公孙配内关可调畅气机，理气降逆。胃以通降为顺，食积则滞，大肠经为其子经及同名经，泻合穴曲池、募穴天枢，实则泻其子，疏通肠腑有利于胃滞消导。

3. 心虚胆怯

（1）**治则：**抑强扶弱，泻木助火。

（2）**治法：**疏肝利胆，理气宁心。

（3）**选经：**选心经，母经肝经、胆经。

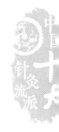

（4）**选穴：**神门、内关、照海、申脉、行间、侠溪、风池。

（5）**操作**

【针刺】神门、申脉取泻法，照海补法，内关用平补平泻；行间、侠溪、风池采用点刺泻法。

【艾灸】足三里、内关施温和灸。每次灸30分钟。

【推拿】用推法、揉法、抹法、振法、叩击法和一指禅推法在头面部和循经操作，用拿法在颈项肩井部操作。顺时针方向摩腹同时配合按揉中脘、气海、关元。加按揉神门、内关、照海、申脉、行间、侠溪、风池等穴，每穴2~3分钟。

（6）**方义：**取本经神门、心包经络穴内关，宁心安神；实则泻其子，泻本经子穴（土）神门；照海、申脉是八脉交会穴，能调理阴阳，是治疗失眠的要穴，行间（肝经火穴）、侠溪（胆经水穴）、风池是肝经、胆经要穴，能达到疏肝理气、清肝宁心之效。

4. **脾气虚弱**

（1）**治则：**虚则补其母。

（2）**治法：**补益心脾，益气养血。

（3）**选经：**本经之心经及脾经，及其"表里经"胃经；泻"克我"经即肝经。

（4）**选穴：**神门、内关、照海、申脉、足三里、脾俞、大都、太白、太冲。

（5）操作

【针刺】神门、申脉取泻法，照海补法，内关用平补平泻；足三里、内关施以提插捻转补法；脾俞、太白施以捻转补法；太冲施以捻转泻法。

【艾灸】足三里、梁丘、中脘、内关施以温针灸；脾俞、胃俞、解溪、大都、太白，施以麦粒灸，每次灸30分钟。期门、太冲不灸。

【推拿】用推法、揉法、抹法、振法、叩击法和一指禅推法在头面部和循经操作，用拿法在颈项肩井部操作。顺时针方向摩腹同时配合按揉中脘、气海、关元。加按揉神门、内关、照海、申脉、足三里、脾俞、大都、太白、太冲等穴，每穴2～3分钟。

（6）方义：取本经神门、心包经络穴内关，宁心安神；实则泻其子，泻本经子穴（土）神门；照海、申脉是八脉交会穴，能调理阴阳，是治疗失眠的要穴，足三里、内关方义同前。取背俞穴脾俞，补益脾胃。泻"克我"经即肝经太冲，防其乘虚而克土。

5. 心肾不交

（1）治则：虚则补其母，实则泻其子。

（2）治法：调理阴阳，交通心肾。

（3）选经：本经之心经、肾经；"表里经"小肠经、膀胱经与"衔接经"之脾经。

（4）选穴：神门、内关、照海、申脉、太溪、复溜、心俞、

脾俞、肾俞。

（5）操作

【针刺】神门、申脉取泻法，照海补法，内关用平补平泻；太溪、复溜、心俞、脾俞、肾俞施以捻转补法。

【艾灸】三阴交、太溪、心俞、肾俞可施隔药饼灸，每次灸30分钟。

【推拿】用推法、揉法、抹法、振法、叩击法和一指禅推法在头面部和循经操作，用拿法在颈项肩井部操作。顺时针方向摩腹同时配合按揉中脘、气海、关元。加按揉神门、内关、照海、申脉、太溪、复溜、心俞、脾俞、肾俞等穴，每穴2~3分钟。

（6）方义：神门、内关、照海、申脉方义同前。泻心经子穴神门、补肾经原穴太溪、母穴复溜补肾阴，有实则泻其子、虚则补其母之意，达到交通心肾之功。取"表里经"之心俞、脾俞补心脾益气血。

🔍 **典型验案** ....

金某，男，56岁。因工作压力大、气郁引起睡眠不安5年余。伴头晕头痛，心烦易怒，记忆力减退，时有耳鸣。经多方治疗效果不明显，每天服用艾司唑仑2片可睡2~3小时，停药则通宵无眠，醒后头晕胀痛。查体：面色暗黄，舌质红，苔薄黄，脉弦数。诊断：不寐（肝郁化火）。取神门、内关、照海、申脉、行间、侠溪、风池。神门、申脉取泻法，照海补法，内关用平补平泻；行间、侠溪、风池采用点刺泻法。针刺治疗 1 次，患者夜间安睡 5 小时，醒后精神状态良好，治疗 1 周后，患者基本可保持夜间睡眠 5 小时左右，醒后头晕胀痛消失。治疗 1 个月后，患者服用艾司唑仑剂量减至 1 片，仍可安睡 4 小时左右，间断治疗 3 个月后，患者停用艾司唑仑，睡眠可保证 5 小时左右，精神状态可。

💬 **按语**

1. 针灸治疗不寐效果良好，尤其是在下午或晚上针灸治疗，效果更好。

2. 饮食调理、生活规律和精神调节对不寐的治疗具有重要意义。饮食宜定时，勿过饥、过饱，忌食生冷、刺激性食物，力戒烟酒，保持心情舒畅。

3. 由其他疾病引起不寐者，应同时治疗其原发病。

◆ 第九节 咳嗽

一、对疾病的认识

咳嗽是指肺失宣降，肺气上逆，发出咳声，或咳吐痰液的一种肺系病证。咳嗽既是肺系疾病的一个主要症状，又是具有独立性的一种疾病。历代将有声无痰称为咳，有痰无声称为嗽，有痰有声称为咳嗽。临床上多声痰并见，很难截然分开，所以一般通

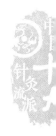

称咳嗽。西医学的上呼吸道感染、急慢性支气管炎、支气管扩张、肺炎等疾病症见咳嗽者，均可参照本病辨证论治。

1. 脏腑经脉关系

本病病位在肺，肺属金，本经即肺经；"生我者"脾土也，相关经脉为脾经；"我生者"肾水也，相关经脉为肾经；"克我者"心火也，相关经脉为心经；"我克者"肝木也，相关经脉为肝经；"子母经"为肾经与脾经，"同名经"为脾经，"表里经"为大肠经。

2. 病因病机

本病病位在肺，无论是六淫外邪犯肺还是脏腑功能失调影响到肺脏，发为咳嗽。基本病机是外感和内伤致使肺失宣降，肺气上逆发为咳嗽。外邪袭肺、肺脏虚弱、痰湿蕴肺、肝火犯肺、肾脏亏虚为导致咳嗽的主要病因，肺、肝、脾、肾为咳嗽的主要相关脏腑。本经肺经，"克我者"心经，"表里经"大肠经以及"子经"肾经，"衔接经"肝经和"同名经"脾经，为咳嗽的主要相关经脉（图3-9）。

本病病位在肺，病因病机主要包括以下几方面：

（1）外邪袭肺： 外邪侵袭主要为风、寒、暑、湿、燥、火六淫之邪，在肺卫功能失调或减弱的情况下，遇气候突变，冷热失常之时，乘虚从口鼻而入，或从皮毛侵袭，伤及肺系，使肺失宣降，气机上逆，引起咳嗽。

（2）痰湿蕴肺： 饮食生冷，嗜酒过度，损伤脾胃，或过食肥厚辛辣，伤及脾胃，脾失健运，不能输布水谷精微，酿湿生痰，壅遏肺气，肺气不利而发病。

（3）肝火犯肺： 肝脉布胁肋，上注于肺。肝气升发，肺气肃降，相互制约，相互协调，则人体气机升降正常。若因情志抑郁，肝失调达，气郁化火，火气循经上逆犯肺，肺失肃降，则致咳嗽，称为"木火刑金"。

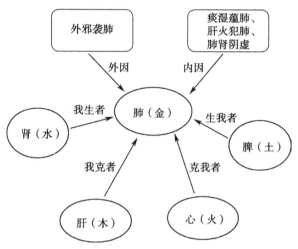

图 3-9 | 咳嗽的病因病机及相关脏腑经脉关系

（4）肺肾阴虚： 肾阴亏虚，虚火上炎，损伤肺阴，肺阴不足易致阴虚火炎，灼津为痰，肺失濡润，气逆作咳；或肺气亏虚，肃降无权，气不化津，津聚成痰，气逆于上，引起咳嗽。

二、主要治疗方案及操作

本病病位在肺，外感和内伤致使肺失宣降，肺气上逆为本病病机。根据"虚补实泻、抑强扶弱"的治疗原则，辨证为实证，

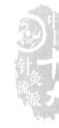

实则泻其子，扶助"我克"之经，即泻本经肺经子穴、子经肾经，以表里经膀胱经代之，扶我"所胜"肝经。辨证为虚证，虚则补其母，抑制"克我"之经，扶助相表里之经，补本经肺经、母经脾经，泻"胜我"经心经，扶助表里经大肠经。

1. 外邪袭肺

（1）**治则：**实则泻其子，宣肺散邪。

（2）**治法：**疏风散邪，宣肺止咳。

（3）**选经：**取肺经，泻本经肺经、表里经大肠经；泻子经肾经，以表里经膀胱经代之，扶我"所胜"肝经。

（4）**选穴：**少商、列缺、尺泽、商阳、合谷、曲池、风门、肺俞、太冲。

（5）**操作**

【针刺】尺泽、列缺、合谷、曲池用提插泻法；少商、商阳采用点刺泻法；风门、肺俞采用捻转泻法；太冲平补平泻。

【艾灸】风门、肺俞可用温针灸、灸盒灸、艾条灸。每穴10~15分钟。少商、商阳可用麦粒灸，每次灸30分钟。

（6）**方义：**取本经肺经少商、列缺、尺泽以疏风祛邪解表；合谷祛风清暑、解表清热，列缺宣肺止咳，二穴相配乃原络配穴之法，加强宣肺解表之功。取表里经大肠经曲池疏散风热，泻子经膀胱经风门、肺俞以宣肺达表，取太冲穴扶我"所胜"经。

2. 痰湿蕴肺

（1）**治则：**实则泻其子，肃降止咳。

（2）**治法**：燥湿化痰，理气止咳。

（3）**选经**：取肺经，配其"表里经"大肠经，泻肺经之子经肾经（以表里经膀胱经代之）、"同名经"脾经。

（4）**选穴**：列缺、中府、合谷、曲池、风门、肺俞、三阴交、阴陵泉、公孙。

（5）**操作**

【针刺】中府、列缺、合谷、曲池提插捻转平补平泻；风门、肺俞、阴陵泉捻转泻法；三阴交、公孙捻转补法。

【艾灸】三阴交、公孙温针灸、艾条灸，每次灸30分钟。

（6）**方义**：合谷、曲池、风门方义同前；按俞募配穴法选取本经肺经中府和子经膀胱经肺俞穴调理肺脏气机、宣肺化痰；脾经与肺经为同名经，足太阴脾经之络穴公孙，沟通表里两经，又为八脉交会穴，通冲脉，主治"冲脉为病，逆气里急"。加脾经阴陵泉、三阴交化痰止咳。

3. 肝火犯肺

（1）**治则**：抑强扶弱，泻木助金。

（2）**治法**：清肺泻肝，化痰止咳。

（3）**选经**：取肺经，配其"表里经"大肠经，补肺经之母经脾经，泻"反侮经"肝经，以及肝经子经心经。

（4）**选穴**：太渊、鱼际、合谷、肺俞、太冲、行间、期门、少府。

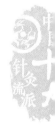

（5）**操作**

【针刺】鱼际、太渊、合谷、肺俞提插捻转平补平泻；太冲、行间、期门、少府捻转泻法。

【艾灸】肺俞、合谷、鱼际、太渊施隔物灸、艾条灸，每次灸 30 分钟。

（6）**方义：**合谷、肺俞方义同前。选本经原穴太渊，可宣肺止咳；肺经荥穴鱼际清肺热。肝失调达，气郁化火，火气易于循经上逆犯肺，取肝经之太冲，旨在疏肝理气。泻"反侮"经肝经行间、期门、太冲，防肝气太过而克土。泻肝经之子经即心经穴少府，旨在实则泻其子，伐减太过之肝气。

4. 肺肾阴虚

（1）**治则：**虚则补其母，扶阴为重。

（2）**治法：**滋阴降火，润肺止咳。

（3）**选经：**选本经肺经、肾经，及肺经"表里经"大肠经；虚则补其母，补其母经，即脾经之穴位；泻"克我"经即心经，防其乘虚而胜，使金更虚。

（4）**选穴：**太渊、鱼际、曲池、肺俞、太溪、复溜、三阴交、少海。

（5）**操作**

【针刺】太渊、鱼际、曲池、肺俞用平补平泻；太溪、复溜、三阴交捻转补法；少海用捻转泻法。

【艾灸】三阴交、太溪、复溜用温和灸，每次灸30分钟。

（6）**方义：** 太渊、鱼际、曲池、肺俞方义同前。虚则补其母，选取脾经三阴交补益脾胃。选取肾经太溪、复溜滋阴降火，取少海可泻"克我"经即心经，防其乘虚而胜。

🔍 **典型验案** ....

陈某某，女，57岁。慢性支气管炎病史10余年，每遇天冷即频作咳喘，夜间为甚，无法入眠。咳喘发作时，喉中痰鸣，脓痰量多，难以咳出。查体：肺部听诊可闻及哮鸣音和少许湿啰音。先后服用大量中西药物，病情未见好转。诊断：咳嗽。取列缺、中府、合谷、曲池、风门、肺俞、三阴交、阴陵泉、公孙、定喘。中府、列缺、合谷、曲池、定喘提插捻转平补平泻，风门、肺俞、阴陵泉捻转泻法，三阴交、公孙捻转补法；三阴交、公孙温针灸、艾条灸。治疗3次后，夜间咳嗽减少，治疗10天后，咳喘痊愈。

💬 **按语** ....

1. 内伤咳嗽病程较长，易反复发作，应坚持长期治疗。急性发作时宜标本兼顾；缓解期需从调整肺、脾、肾三脏功能入手，重在治本。

2. 本病若出现高热、咯吐脓痰、胸闷喘促等重症时，应采用综合治疗措施。

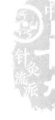

3. 感冒流行期间应减少外出，避免因感冒诱发本病。咳嗽发作时应注意休息，谨防病情加重。

4. 平时注意锻炼身体，增强体质，提高机体防御疾病的能力及对寒冷环境的适应能力。

❖ 第十节　哮喘

一、对疾病的认识

哮喘是一种以发作性喉中哮鸣、呼吸困难，甚则喘息不得平卧为特点的病证。古代文献中，将哮和喘分开论述，"哮"为喉中痰鸣有声，"喘"为气短不足以息，后世医家鉴于哮必兼喘，故一般通称"哮喘"。常见于西医学支气管哮喘、喘息性支气管炎、各型肺炎、慢性阻塞性肺气肿、心源性哮喘等疾病。

1. 脏腑经脉关系

本病病位在肺，肺属金，本经即肺经；"生我者"脾土也，相关经脉为脾经；"我生者"肾水也，相关经脉为肾经；"克我者"心火也，相关经脉为心经；"我克者"肝木也，相关经脉为肝经；"子母经"为肾经与脾经，"同名经"为脾经，"表里经"为大肠经。

2. 病因病机

本病病位在肺。基本病机是宿痰内伏于肺，复因外感、饮食、情志、劳倦等诱因引触，以致痰阻气道，气道挛急，肺失肃降，肺气上逆所致。寒邪伏肺、痰热壅肺、肺脾气虚、肺肾亏虚是导致哮喘的病因，肺、脾、肾为哮喘的相关脏腑（图3-10）。

本病病因病机主要包括以下几方面：

（1）寒饮伏肺： 寒邪侵袭肺卫，未能及时表散，内则壅遏肺气，外则郁闭皮毛，使肺气失于宣降气逆而喘。

（2）痰热壅肺： 外感风热之邪，未能及时表散，邪气内蕴于肺，壅遏肺气，气不布津，聚液生痰，痰湿郁久化热，痰与热结，致痰热交阻，肺失清肃，肺气上逆而发病。

（3）肺脾气虚： 恣食肥甘厚味，或饮食不节，损伤脾胃，脾虚不能化水谷为精微上输养肺，反而积湿生痰，上贮于肺，影响肺气的升降而发病。

（4）肺肾亏虚： 久病肺弱，咳伤肺气，肺气失于充养，肺之气阴不足，则气失所主，若肺病日久，肺之气阴亏耗，不能下荫

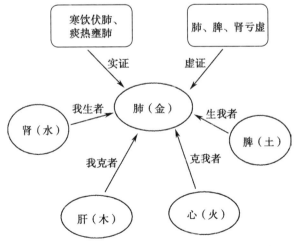

图3-10 | 哮喘的病因病机及相关脏腑经脉关系

于肾，则肺虚及肾，肾不能蒸化水液，以致津液凝聚成痰，上贮于肺，遇外因触发，痰随气升，气因痰阻，相互搏结，壅塞气道，肺气不畅，宣降失常，出纳失司，而致痰鸣如吼，气息喘促。

二、主要治疗方案及操作

本病病位在肺，宿痰内伏于肺，复因外感、饮食、情志、劳倦等诱因引触，以致痰阻气道，气道挛急，肺失肃降，肺气上逆为本病病机。根据"虚补实泻、抑强扶弱"的治疗原则，辨证为实证，实则泻其子，扶助"我克"之经，即泻本经肺经子穴、子经肾经，表里经膀胱经代之，扶我"所胜"肝经。辨证为虚证，虚则补其母，抑制"克我"之经，扶助相表里之经，补本经肺经、母经脾经，泻"胜我"经心经，扶助表里经大肠经。

1. 寒饮伏肺

（1）**治则：**实则泻其子，寒则温之。

（2）**治法：**温肺散寒，化痰平喘。

（3）**选经：**取肺经，泻本经肺经、表里经大肠经；泻子经之表里经膀胱经，扶我"所胜"之肝经。

（4）**选穴：**少商、中府、列缺、尺泽、商阳、合谷、曲池、风门、肺俞、太冲。

（5）**操作**

【针刺】中府、尺泽、列缺、合谷、曲池用提插泻法；少商、商阳采用点刺泻法；风门、肺俞采用泻法；太冲平补平泻。

【艾灸】风门、肺俞可用温针灸、灸盒灸、艾条灸。少商、商阳可用麦粒灸，每次灸 30 分钟。

（6）**方义：** 取肺之俞、募穴肺俞、中府调理肺脏功能、止哮平喘。本经肺经少商、列缺、尺泽，取表里经大肠经合谷、曲池温肺散寒平喘，列缺配合谷，二穴相配乃原络配穴之法，加强温肺散寒之功。泻子经膀胱经风门、肺俞以宣肺达表。取太冲穴扶我"所胜"经。

2. 痰热壅肺

（1）**治则：** 实则泻其子，热则清之。

（2）**治法：** 清热润肺，化痰平喘。

（3）**选经：** 取肺经，配其"表里经"大肠经，泻子经之表里经膀胱经、"同名经"脾经。

（4）**选穴：** 列缺、中府、合谷、曲池、风门、肺俞、阴陵泉、公孙。

（5）**操作**

【针刺】中府、列缺、合谷、曲池提插捻转平补平泻；风门、阴陵泉、肺俞捻转泻法；公孙捻转补法。

【艾灸】公孙温针灸、艾条灸，每次灸 30 分钟。

（6）**方义：** 合谷、曲池、风门方义同前。按俞募配穴法选取本经肺经中府、膀胱经肺俞，调理肺脏气机、宣肺化痰。脾经与肺经为同名经，足太阴脾经之络穴公孙，沟通表里两经，又为八

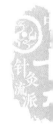

脉交会穴，通冲脉，主治"冲脉为病，逆气里急"。加脾经之阴陵泉化痰止咳。

3. 肺脾气虚

（1）**治则**：虚则补其母，化痰平喘。

（2）**治法**：补肺益气，化痰降逆。

（3）**选经**：选肺经，补其表里经大肠经，泻"克我"经心经，补母经脾经。

（4）**选穴**：孔最、太渊、曲池、少府、三阴交、公孙。

（5）**操作**

【针刺】孔最、太渊（避开桡动脉）捻转补法；少府施捻转泻法；曲池提插捻转平补平泻；三阴交、公孙提插补法。

【艾灸】孔最、三阴交、公孙施温和灸，中府、太渊艾条灸，每次灸30分钟。

（6）**方义**：选本经原穴太渊，可补肺益气，化痰降逆；郄穴孔最，主急性发作性病症，肃肺化痰，降逆平喘。泻"克我"经即心经穴少府，以防克金太过，虚则补其母。选取脾经三阴交、公孙补益脾胃。

4. 肺肾亏虚

（1）**治则**：虚则补其母，纳气平喘。

（2）**治法**：补肾纳气平喘。

（3）**选经**：选本经肺、肾经，及肺经"表里经"大肠经；虚则补其母，补其母经，即脾经之穴位；泻"克我"经即心经，防其乘虚而胜，使金更虚。

（4）**选穴：**太渊、鱼际、曲池、肺俞、太溪、复溜、三阴交、少海。

（5）**操作**

【针刺】太渊（避开桡动脉）捻转补法；鱼际、曲池、肺俞用平补平泻；太溪、复溜、三阴交捻转补法；少海捻转泻法。

【艾灸】三阴交、太溪、复溜穴用温和灸，每次灸30分钟。

（6）**方义：**太渊、鱼际、曲池、肺俞方义同前。虚则补其母，选取脾经三阴交补益脾胃。选取肾经太溪、复溜穴补肾纳气。取少海穴可泻"克我"经即心经，防其乘虚而胜。

典型验案

刘某某，女，57岁。患支气管哮喘10余年，因做饭时遇油烟刺激哮喘发作，症见呼吸困难，喉中痰鸣，张口抬肩，不能平卧，口唇青紫，缺氧现象严重。查体：两肺布满哮鸣音，苔薄白，脉濡缓。诊断：哮喘。迅速予以针刺急救，取孔最、内关、天突、定喘、太渊、曲池、少府，中等强度刺激，持续行针，约10分钟，哮喘平息，化险为夷。

按语

1. 针灸治疗哮喘有较好的效果，在急性发作期以控制症状

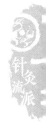

为主，在缓解期以扶助正气、提高抗病能力、控制或延缓急性发作为主。

2. 哮喘发作持续 24 小时以上，或经针灸治疗 12 个小时以上仍未能控制者，易导致严重缺氧、酸碱平衡破坏及电解质紊乱，出现呼吸、循环衰竭，宜采取综合治疗措施。

3. 在缓解期间，可用艾条灸风门、肺俞、膏肓、脾俞、肾俞、关元、气海、足三里等穴。每次选 3~5 穴，灸至皮肤潮红为度。每日 1 次，连续灸治 3~6 个月，常有较好的防治作用。

4. 平时积极锻炼身体，增强体质，提高抗病能力。认真查找过敏原，避免接触而诱发。防寒保暖，力戒烟酒，不吃或少吃肥甘厚腻之品及海鲜发物。

✧ 第十一节　胃脘痛

一、对疾病的认识

胃痛，又称"胃脘痛"，以上腹胃脘部疼痛为主症，常因饮食不慎、情志不畅、劳累、受寒等因素而诱发或加重，易反复发作。古代文献中的心痛、心下痛、心气痛，一般即指胃痛。胃痛常常作为一个症状，常见于西医学的急慢性胃炎、消化性溃疡、胃痉挛、胃扭转、胃下垂、胃粘膜脱垂症、胃神经官能症等。

1. 脏腑经脉关系

胃属土，本经即胃经；"生我者"火也，心与小肠，相关经脉为心经、小肠经；"我生者"金也，肺与大肠，相关经脉为肺经、大肠经；"克我者"木也，肝与胆，相关经脉为肝经、胆经；"我克者"水也，肾与膀胱，相关经脉为肾经、膀胱经；"子母经"为小肠经与大肠经，"衔接经"为大肠经与脾经，"同名经"为大肠经，"表里经"为脾经。

2. 病因病机

本病病位在胃，无论是胃腑本身原因还是其他脏腑或经络病变影响到胃腑，均可导致胃痛。基本病机是胃气失和、不通则痛，或胃失濡养、不荣则痛。寒邪客胃、饮食伤胃、肝气犯胃、脾胃虚寒和胃阴不足为导致胃痛的主要病因，胃、肝和脾为胃痛的主要相关脏腑。本经胃经，"克我者"肝经，"表里经"脾经以及"子经""衔接经"和"同名经"之大肠经，为胃痛的主要相关经脉（图3-11）。

本病病因病机主要包括以下几方面：

（1）寒邪客胃：寒邪由口吸入，或脘腹受凉，寒邪直中，内客于胃，或服药苦寒太过，或寒食伤中，致使寒凝气滞，胃气失和，胃气阻滞，不通则痛。

（2）饮食伤胃：饮食不节，暴饮暴食，或五味过极，辛辣无度，或恣食肥甘厚味，或饮酒如浆，损伤脾胃，饮食停滞，蕴湿生热，腑气不通，致使胃气不和，气机阻滞，不通则痛。

（3）肝气犯胃：忧思恼怒，情志不遂，肝失疏泄，肝气犯胃，又肝经挟胃属肝络胆，肝经气郁，循经犯胃，均可致胃气失和，胃气阻滞，不通则痛。

（4）**脾胃虚寒：**素体不足，或劳倦过度，或饮食所伤，或过服寒凉药物，或久病脾胃受损，或肾阳不足，火不暖土，以致脾胃虚弱，中焦虚寒，胃失温养，不荣则痛；

（5）**胃阴不足：**肾阴亏虚，肾水不能上济胃阴，可致胃阴虚，而成胃肾阴虚，均导致胃失濡养，不荣则痛。热病伤阴，或胃热火郁，灼伤胃阴，或久服香燥理气之品，耗伤胃阴，胃失濡养，不荣则痛。

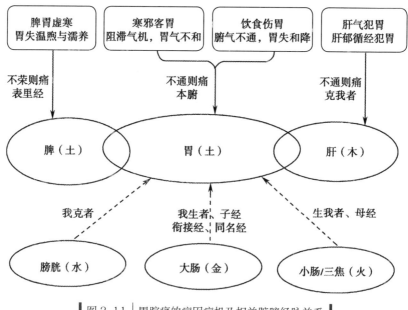

图 3-11 | 胃脘痛的病因病机及相关脏腑经脉关系

二、主要治疗方案及操作

本病病位在胃腑，胃气失和、不通则痛，或胃失濡养、不荣则痛为本病病机。根据"虚补实泻、抑强扶弱"的治疗原则，辨证为实证，病机属不通则痛者，实则泻其子，扶助"我克"之经，即泻本经胃经子穴、子经大肠经、肺经子穴，扶我"所胜"肾经、膀胱经。辨证为虚证，病机属不荣则痛者，虚则补其母，抑制"克我"之经，扶助相表里之经，补本经胃经母穴、母经小肠经、三焦经穴，泻"胜我"经肝经、胆经，扶助表里经、衔接经脾经。

1. 寒邪客胃

（1）治则：实则泻其子，寒则温之。

（2）治法：散寒祛邪，和胃止痛。

（3）选经：取胃经，泻其子经（所生经）大肠经，扶"我克"之经膀胱经。

（4）选穴：足三里、梁丘、中脘、内关、厉兑、商阳、曲池、胃俞。

（5）操作

【针刺】足三里、梁丘、中脘、内关用平补平泻；厉兑、商阳采用点刺泻法；曲池用提插泻法；胃俞施平补平泻。

【艾灸】足三里、梁丘、中脘、胃俞可用温针灸、灸盒灸、艾条灸。厉兑、商阳可用麦粒灸，每次灸30分钟。

【推拿】掌揉上腹部5分钟；运脘腹部，以胃脘部有温热感为度。

（6）方义：取本腑募穴中脘、下合穴足三里、胃经郄穴梁丘，合募郄配伍，疏通经络，和胃止痛。内关为八脉交会穴之

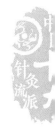

一，通阴维脉，善治心、胸、胃疾。泻本经子穴（金）厉兑、子经及同名经大肠经子穴（金）商阳及合穴曲池，实则泻其子。胃俞施平补平泻，以扶"我克"经。

2. 饮食伤胃

（1）治则： 实则泻其子，滞以导之。

（2）治法： 消食导滞，通腑降气。

（3）选经： 取胃经，配其"表里经"与"衔接经"脾经，泻胃经之子经、"同名经"大肠经。

（4）选穴： 足三里、梁丘、中脘、内关、公孙、厉兑、商阳、曲池、天枢。

（5）操作

【针刺】足三里、梁丘、中脘、内关用平补平泻；公孙、厉兑、商阳采用捻转泻法；曲池、天枢用提插泻法。

【艾灸】足三里、梁丘、中脘穴用隔物灸，每次灸 30 分钟。

【推拿】按揉内关、中脘、足三里、梁丘等穴，每穴 3 ~ 5 分钟。

（6）方义： 足三里、梁丘、中脘、内关方义同前；脾经与胃经互为表里，为胃经"衔接经"，足太阴脾经之络穴公孙，沟通表里两经，又为八脉交会穴，通冲脉，主治"冲脉为病，逆气里急"，配内关可调畅气机，理气降逆。胃以通降为顺，食积则滞，厉兑为本经子穴（金），大肠经为其子经及同名经，泻子穴（金）商阳、合穴曲池、募穴天枢，实则泻其子，疏通肠腑有利于胃滞消导。

3. 肝气犯胃

（1）**治则：**抑强扶弱，泻木助土。

（2）**治法：**疏肝和胃，调气止痛。

（3）**选经：**选胃经，泻"克我"经肝经与胆经，泻肝经之子经即心经。

（4）**选穴：**足三里、梁丘、中脘、内关、太冲、行间、期门、少府，劳宫。

（5）**操作**

【针刺】足三里施提插补法；梁丘、中脘、内关提插捻转平补平泻；太冲、行间、期门、少府、劳宫施捻转泻法。

【艾灸】足三里、梁丘、中脘、内关施温和灸，每次灸30分钟。

【推拿】按揉诸穴3～5分钟。沿胁肋部肝经循行搓擦，以感觉热感渗透为度。

（6）**方义：**足三里、梁丘、中脘、内关方义同前。肝经经脉挟胃，肝气易于循经犯胃，取肝经之太冲，旨在疏肝理气，调和肝胃。泻"克我"经肝经行间、期门、太冲，防肝气太过而克土。泻肝经之子经即心经火穴少府、心包经火穴劳宫，旨在实则泻其子，伐减太过之肝气。

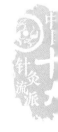

4. 脾胃虚寒

（1）**治则：**虚则补其母，温阳为重。

（2）**治法：**补益脾胃，温阳止痛。

（3）**选经：**选胃经及其"表里经"脾经；补其母经，即小肠经、三焦经、心经、心包经之穴位；泻"克我"经即肝经，防其乘虚而胜，使土更虚。

（4）**选穴：**足三里、梁丘、中脘、内关、脾俞、胃俞、解溪、大都、太白、期门、太冲。

（5）**操作**

【针刺】足三里、梁丘、中脘、内关施以提插捻转补法；脾俞、胃俞、解溪、大都、太白施以捻转补法；期门、太冲施以捻转泻法。

【艾灸】足三里、梁丘、中脘、内关施以温针灸；脾俞、胃俞、解溪、大都、太白施以麦粒灸，每次灸30分钟。期门、太冲不灸。

【推拿】掌按法按中脘、气海、关元等穴，每穴2~3分钟。按揉足三里、梁丘等穴，每穴3~5分钟。

（6）**方义：**足三里、梁丘、中脘、内关方义同前。补胃经母穴解溪（火）、脾经母穴（火）大都，虚则补其母，补益脾胃。取背俞穴脾俞、胃俞，取中脘、胃俞俞募相配，补益脾胃。泻"克我"经即肝经期门、太冲，防其乘虚而克土。

5. 胃阴不足

（1）**治则：**虚则补其母，扶阴为重。

（2）**治法：**滋阴养胃，和络止痛。

（3）**选经：**选胃经，配其母经小肠经、三焦经之穴位，"表里经"与"衔接经"之脾经，"克我"经肝经与胆经。

（4）**选穴：**足三里、梁丘、中脘、内关、解溪、阳谷、太白、公孙、三阴交、期门、行间、阳陵泉。

（5）**操作**

【针刺】足三里、中脘施以提插捻转补法；内关、梁丘施以平补平泻；解溪、阳谷、太白、公孙、三阴交施以提插捻转补法；期门、行间、阳陵泉施以捻转泻法。

【艾灸】足三里、梁丘、中脘、内关可施隔药饼灸，每次灸30分钟。

【推拿】摩法摩胃脘部，使热量渗透于胃腑。按揉中脘、气海、天数、足三里、三阴交等穴。

（6）**方义：**足三里、梁丘、中脘、内关方义同前。取本经火穴解溪、母经小肠经火穴阳谷，有虚则补其母之意。取"表里经"与"衔接经"之脾经太白、公孙、三阴交，有扶助中土，健脾和胃之功。土虚则木气相对偏旺，泻"胜我"之经肝经与胆经之期门、行间、阳陵泉，旨在抑木助土。

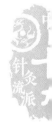

典型验案 ....

　　刘某某，女，24岁。反复胃脘部疼痛1年余。症状：胃脘灼痛，似饥而不欲食，咽干口燥，大便干结。查体：面黄体瘦，腹平软，胃脘部无明显压痛，舌红少津，脉弦细。胃镜提示：慢性糜烂性胃炎。诊断：胃脘痛（慢性糜烂性胃炎）。针取足三里、梁丘、中脘、内关、解溪、阳谷、太白、公孙、三阴交、期门、行间、阳陵泉。其中，足三里、中脘施以提插捻转补法；内关、梁丘施以平补平泻；太白、公孙、三阴交施以提插捻转补法；期门、行间、阳陵泉施以捻转泻法。每次留针30分钟，每日1次，共住院治疗20天，症状缓解出院。

按语 ....

　　1. 针灸治疗胃痛有显著疗效，往往针灸1次或数次即有明显的止痛效果，但慢性胃痛需坚持治疗才能取得较好的远期疗效。

　　2. 饮食调理、生活规律和精神调节对胃痛的康复具有重要意义。饮食宜定时，勿过饥、过饱，忌食生冷、刺激性食物，力戒烟酒，保持心情舒畅。

　　3. 胃痛证候有时可与肝胆疾患、胰腺炎、心肌梗死等相似，须注意鉴别，以免延误病情。

　　4. 对溃疡病出血、胃穿孔等重症胃痛，应及时采取综合治疗措施或转外科治疗。

❖ 第十二节　便秘

一、对疾病的认识

便秘是指以大便秘结，排便时间或间隔时间延长，或虽有便意但排便困难为临床特征的一种病证。便秘既是一种独立的病证，也是一个在多种急慢性疾病过程中经常出现的症状。西医学的功能性便秘、肠易激综合征、直肠及肛门疾病所致便秘、药物性便秘、内分泌及代谢性疾病的便秘，以及肌力减退所致的便秘等，均可参照本节治疗。

1. 脏腑经脉关系

本病病位在大肠，基本病机为大肠传导功能失常，关键脏腑责之于大肠。大肠属金，本经即大肠经；"生我者"土也，胃，相关经脉为胃经；"我生者"水也，膀胱，相关经脉为膀胱经；"克我者"火也，小肠，相关经脉为小肠经；"我克者"木也，胆，相关经脉为胆经。"子母经"为膀胱经与胃经，"衔接经"为肺经与胃经，"同名经"为胃经，"表里经"为肺经。

"大小肠皆属于胃"，六腑以通为顺，以降为用，脾胃与肝胆的气机升降失调，将影响大肠的功能，故与本病相关联的主要脏腑为大肠、脾胃，主要经脉为大肠经、脾经、胃经和肝经。

2. 病因病机

本病病位在大肠，外感寒热之邪、内伤饮食情志、阴阳气血

不足等均可使肠腑壅塞或肠失温润，大肠传导不利而产生便秘。便秘的基本病机是邪滞大肠，腑气闭塞不通或肠失温润，推动无力，导致大肠传导功能失常（图3-12）。

具体病因病机包括以下几个方面：

（1）肠胃积热： 素体阳盛，或热病之后，余热留恋，或肺热肺燥，下移大肠，或过食醇酒厚味，或过食辛辣，或过服热药，均可致肠胃积热，耗伤津液，肠道干涩失润，粪质干燥，难于排出，形成所谓"热秘"。《景岳全书·秘结》："阳结证，必因邪火有余，以致津液干燥。"

（2）气机郁滞： 忧愁思虑，脾伤气结；或抑郁恼怒，肝郁气滞；或久坐少动，气机不利，均可导致腑气郁滞，通降失常，传导失职，糟粕内停，不得下行，或欲便不出，或出而不畅，或大便干结而成气秘。《金匮翼·便秘》："气秘者，气内滞而物不行也。"

（3）阴寒积滞： 恣食生冷，凝滞胃肠；或外感寒邪，直中肠胃；或过服寒凉，阴寒内结，均可导致阴寒内盛，凝滞胃肠，传导失常，糟粕不行，而成冷秘。《金匮翼·便秘》："冷秘者，寒冷之气，横于肠胃，凝阴固结，阳气不行，津液不通。"

（4）气虚阳衰： 饮食劳倦，脾胃受损；或素体虚弱，阳气不足；或年老体弱，气虚阳衰；或久病产后，正气未复；或过食生冷，损伤阳气；或苦寒攻伐，伤阳耗气，均可导致气虚阳衰，气虚则大肠传导无力，阳虚则肠道失于温煦，阴寒内结，便下无力，使排便时间延长，形成便秘。《景岳全书·秘结》："凡下焦阳虚,则阳气不行,阳气不行则不能传送,而阴凝于下,此阳虚而阴结也。"

(5)阴亏血少:素体阴虚;津亏血少;或病后产后,阴血虚少;或失血夺汗,伤津亡血;或年高体弱,阴血亏虚;或过食辛香燥热,损耗阴血,均可导致阴亏血少,血虚则大肠不荣,阴亏则大肠干涩,肠道失润,大便干结,便下困难,而成便秘。《医宗必读·大便不通》:"更有老年津液干枯,妇人产后亡血,及发汗利小便,病后血气未复,皆能秘结。"

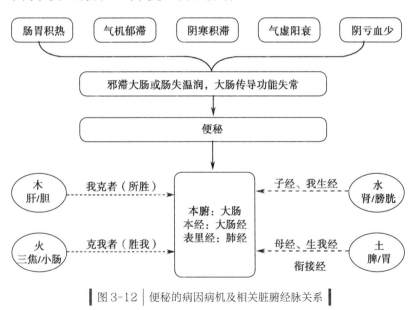

图 3-12 便秘的病因病机及相关脏腑经脉关系

二、主要治疗方案及操作

根据"虚补实泻、抑强扶弱"的治疗原则,肠胃积热、气机郁滞、阴寒积滞为实证,泻本经大肠经、子经膀胱经,扶我"所胜"胆经，调"胜我"之三焦经、小肠经；气虚阳衰、阴亏血少为虚证，补本经大肠经，补母经之脾经、胃经，泻"胜我"之三焦经与小肠经，扶助表里经肺经、衔接经胃经。选穴采用辨证与辨经相结合，加局部选穴的原则。

1. 肠胃积热

（1）治则： 热者寒之，滞以导之。

（2）治法： 泻热导滞，润肠通便。

（3）选经： 本经之大肠经，"胜我"之三焦经与"同名经"之胃经。

（4）选穴： 合谷、二间、天枢、上巨虚、支沟、照海。

（5）操作

【针刺】合谷、二间、天枢、上巨虚用提插泻法；支沟、照海用平补平泻。

【推拿】按揉大肠俞、支沟、曲池，以得气为度；从足三里向下推至下巨虚5分钟。

（6）方义： 取本经大肠经之原穴合谷配子穴二间，清泻大肠之热，通调大肠腑气。取同名经之胃经下合穴上巨虚，取义"大小肠皆属于胃"，配大肠之募穴天枢，调理腑气，导滞通便。取"胜我"之三焦经穴支沟，调理三焦气机以通腑气，与照海合用为治疗便秘之经验效穴，养阴以增液行舟。

2. 气机郁滞

（1）治则： 郁以舒之，滞以导之。

（2）**治法：** 顺气导滞。

（3）**选经：** 本经之大肠经，母经之胃经，"所胜"之肝经，"胜我"之三焦经。

（4）**选穴：** 合谷、天枢、上巨虚、支沟、照海、太冲、期门。

（5）**操作**

【针刺】天枢、上巨虚、支沟、照海提插捻转平补平泻；合谷、太冲、期门施捻转泻法。

【推拿】按揉膻中、章门、期门、肺俞、肝俞、膈俞，均以得气为度；擦胸上部，斜擦两胁，均以局部透热为度。

（6）**方义：** 合谷、天枢、上巨虚、支沟、照海方义同前。木太强，可反侮金，故取肝经之太冲、期门，疏肝理气，条畅气机；又太冲与合谷相配，取义开四关，梳理气机。

3. 阴寒积滞

（1）**治则：** 寒者温之，滞以导之。

（2）**治法：** 温里散寒，通便导滞。

（3）**选经：** 本经之大肠经，母经之胃经，子经之膀胱经，"胜我"之三焦经。

（4）**选穴：** 合谷、天枢、上巨虚、足三里、大肠俞、关元、支沟、照海。

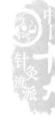

（5）**操作**

【针刺】足三里、大肠俞、关元施以提插捻转补法；合谷、天枢、上巨虚、支沟、照海施以平补平泻。

【艾灸】足三里、天枢、上巨虚施以温针灸，每次灸30分钟。

【推拿】横擦肩背部和腰骶部，以透热为度；直擦背部督脉，以透热为度。

（6）**方义**：合谷、天枢、上巨虚、支沟、照海方义同前。足三里为胃经合穴，五行属土，大肠俞为大肠之背俞穴，关元为小肠之募穴，三穴配伍，意在温里散寒，通便导滞。

4. 气虚阳衰

（1）**治则**：虚者补之，虚则补其母。

（2）**治法**：补气温阳，润肠通便。

（3）**选经**：本经之大肠经，母经之胃经与脾经，"克我"之小肠经与三焦经。

（4）**选穴**：天枢、上巨虚、支沟、照海、足三里、解溪、大都、阳谷。

（5）**操作**

【针刺】足三里、上巨虚、解溪、大都施以提插捻转补法；天枢、支沟、照海施以平补平泻；阳谷采用泻法。

【艾灸】足三里、天枢、上巨虚施以温针灸，每次灸30分钟。

【推拿】横擦胸上部，以透热为度；按揉足三里、脾俞各 2 分钟，可配合捏脊 3 遍。

（6）**方义：**天枢、上巨虚、支沟、照海、足三里方义同前。补胃经合穴足三里、母穴解溪（火）、补脾经母穴（火）大都，虚则补其母，补益脾胃。泻"克我"经即小肠经阳谷，五行属火，防其乘虚而克金。

5. 阴亏血少

（1）**治则：**虚者补之，虚则补其母。

（2）**治法：**滋阴补血，润肠通便。

（3）**选经：**本经之大肠经，母经之胃经与脾经，"克我"之小肠经。

（4）**选穴：**天枢、上巨虚、支沟、照海、足三里、阳谷、下巨虚、血海。

（5）**操作**

【针刺】足三里、上巨虚、下巨虚、血海施以提插捻转补法；天枢、支沟、照海、阳谷施以平补平泻。

【艾灸】足三里、上巨虚、下巨虚、血海施以温针灸，每次灸 30 分钟。

【推拿】横擦胸上部，以透热为度；按揉足三里、脾俞各 2 分钟，可配合捏脊 3 遍。

（6）**方义：**天枢、上巨虚、支沟、照海、足三里、阳谷方义

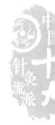

同前。取母经之下巨虚，小肠经之下合穴，润肠通便；血海为大肠经之母经穴，意在虚则补母，滋阴补血，润肠通便。

🔍 **典型验案** ....

张某，男，74岁。大便秘结20年余，4~5日一行，伴有头晕等症，舌淡红少苔，脉细弱。诊断：便秘（气虚阳衰证）。针取天枢、上巨虚、支沟、照海、足三里、解溪、大都、阳谷，足三里、上巨虚、解溪、大都施以提插捻转补法；天枢、支沟、照海施以平补平泻，阳谷采用泻法，留针30分钟，并在足三里、天枢、上巨虚施以温针灸，每日治疗1次，治疗15次后，大便1~2日一行，症状缓解。

💬 **按语** ....

1. 针灸治疗便秘有较好效果。如经多次治疗无效者，应查明病因。

2. 患者应多吃新鲜蔬菜、水果，进行适当体育活动，并养成定时排便的习惯。

◆ 第十三节　癃闭

一、对疾病的认识

癃闭是指尿液排出困难。小便不利、点滴而出为"癃"；小便不通、欲解不得为"闭"，统称为"癃闭"。多见于老年男性、产后妇女及手术后患者。相当于西医学的尿潴留。

1. 脏腑经脉关系

本病病位在膀胱，临床表现以尿液排出困难为主症，主要脏腑责之于膀胱。膀胱属水，本经即膀胱经；"生我者"金也，肺与大肠，相关经脉为肺经、大肠经；"我生者"木也，肝与胆，相关经脉为肝经、胆经；"克我者"土也，脾与胃，相关经脉为脾经、胃经；"我克者"火也，心与小肠，相关经脉为心经、小肠经。

肾主气化，脾主运化，肝经绕阴器，任脉循行亦经过膀胱。可见，膀胱、肾、三焦、脾、肝是癃闭的主要相关脏腑。本经膀胱经、"表里经"肾经、"克我经"脾经、"子经"肝经及任脉，为癃闭的主要相关经脉。

2. 病因病机

本病病位在膀胱，无论是膀胱本身原因还是其他脏腑或经络病变影响到膀胱，均可导致癃闭。基本病机是膀胱气化不利（图3-13）。

具体病因病机主要有以下几方面：

（1）**湿热下注：**过食辛辣肥腻，酿湿生热，湿热不解，下注膀胱，或湿热素盛，肾热下移膀胱，或下阴不洁，湿热侵袭，膀胱湿热阻滞，气化不利，小便不通，或尿量极少，而为癃闭。

（2）**瘀浊闭阻：**瘀血败精阻塞于内，或痰瘀积块，或砂石内

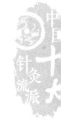

生，尿路阻塞，小便难以排出，即成癃闭。

（3）肾元亏虚：年老体弱或久病体虚，肾阳不足，命门火衰，气不化水，是以"无阳则阴无以化"，而致尿不得出；或因下焦炽热，日久不愈，耗损津液，以致肾阴亏虚，水府枯竭，而成癃闭。

（4）肝郁气滞：七情所伤，引起肝气郁结，疏泄不及，从而影响三焦水液的运行和气化功能，致使水道通调受阻，形成癃闭。且肝经经脉绕阴器，抵少腹，这也是肝经有病，可导致癃闭的原因。

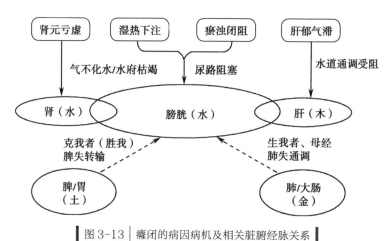

图 3-13 ｜ 癃闭的病因病机及相关脏腑经脉关系

二、主要治疗方案及操作

根据"腑以通为用"的治疗原则，湿热下注、瘀浊闭阻与肝郁气滞为实证，泻本经膀胱经，泻子经肝经、胆经；肾元亏虚为虚证，补本经膀胱经及"表里经"肾经。土克水，经脉所过，主治所及，故不论实证虚证，均宜选用"克我经"脾经培土制水，选用"子经"肝经及任脉舒经通络。

1. 湿热下注

（1）治则： 腑以通为用，实则泻其子。

（2）治法： 清利湿热，通利小便。

（3）选经： 取脾经、任脉、膀胱经，泻其子经（所生经）肝经。

（4）选穴： 关元、三阴交、阴陵泉、膀胱俞、行间。

（5）操作

【针刺】关元、三阴交、阴陵泉、膀胱俞用平补平泻；行间用泻法。

【艾灸】关元、膀胱俞可用温针灸、灸盒灸、艾条灸。每穴 10～15 分钟。

【推拿】患者仰卧位，术者用掌摩法顺时针方向摩腹 5 分钟；一指禅推或指按揉中极、气海、关元等穴，各 1 分钟；以手掌摩、揉两大腿内侧，约 5 分钟；按揉足三里、三阴交，每穴 1 分钟，以得气为度。

（6）方义： 任脉关元、足太阴脾经三阴交、阴陵泉，可调理脾、肾，助膀胱气化，且阴陵泉具有健脾渗湿、通利小便之功。本经穴膀胱俞具有疏调膀胱气化的功能。肝经行间为子经荥穴，具有清利湿热之效。

2. 瘀浊闭阻

（1）**治则：**腑以通为用。

（2）**治法：**活血化瘀散结。

（3）**选经：**取脾经、任脉、膀胱经。

（4）**选穴：**关元、三阴交、阴陵泉、膀胱俞、膈俞、血海。

（5）**操作**

【针刺】关元、三阴交、阴陵泉、膀胱俞、膈俞、血海用平补平泻。

【艾灸】关元、膀胱俞、膈俞可用温针灸、灸盒灸、艾条灸。每穴 10～15 分钟。

【推拿】患者仰卧位，术者用掌摩法顺时针方向摩腹 5 分钟；一指禅推或指按揉中极、气海、关元等穴，各 1 分钟；以手掌摩、揉两大腿内侧，约 5 分钟；按揉足三里、三阴交，每穴 1 分钟，以得气为度。按揉肾俞、志室、三焦俞、膀胱俞、水道、阳陵泉等穴，各 1 分钟。横擦腰骶部，以透热为度。

（6）**方义：**关元、三阴交均为足三阴经交会穴，可调理肝、脾、肾，助膀胱气化；阴陵泉健脾渗湿、通利小便；膀胱俞疏调膀胱气化功能；本经膈俞、脾经血海具有化瘀散结的功能。

3. 肾元亏虚

（1）**治则：**腑以通为用，虚则补其母。

（2）**治法：**补肾利尿。

（3）**选经：**取脾经、任脉、肾经。

（4）**选穴：**关元、三阴交、阴陵泉、肾俞、太溪。

（5）**操作**

【针刺】关元、三阴交、阴陵泉用平补平泻；肾俞、太溪用补法。

【艾灸】关元、肾俞、太溪可用温针灸、灸盒灸、艾条灸。每穴 10～15 分钟。

【推拿】患者仰卧位，术者用掌摩法顺时针方向摩腹 5 分钟；一指禅推或指按揉中极、气海、关元等穴，各 1 分钟；以手掌摩、揉两大腿内侧，约 5 分钟；按揉足三里、三阴交，每穴 1 分钟，以得气为度。按揉肾俞、命门，每穴 1 分钟。横擦肾俞、命门，直擦督脉，以透热为度。

（6）**方义：**关元、三阴交、阴陵泉方义同前。肾俞既是本经穴，又是相表里脏腑的背俞穴。太溪为表里经的穴位，具有补肾益气的作用。

4. 肝郁气滞

（1）**治则：**腑以通为用，实则泻其子。

（2）**治法：**疏肝理气，通腑利尿。

（3）**选经：**取脾经、任脉、肝经。

（4）**选穴：**关元、三阴交、阴陵泉、太冲。

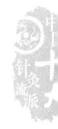

（5）操作

【针刺】关元、三阴交、阴陵泉用平补平泻；太冲用泻法。

【艾灸】关元可用温针灸、灸盒灸、艾条灸。每穴 10 ~ 15 分钟。

【推拿】患者仰卧位，术者用掌摩法顺时针方向摩腹 5 分钟；一指禅推或指按揉中极、气海、关元等穴，各 1 分钟；以手掌摩、揉两大腿内侧，约 5 分钟；按揉足三里、三阴交，每穴 1 分钟，以得气为度。按揉太冲、行间，每穴 1 分钟，以得气为度。用手掌搓擦胁肋部 5 分钟，以透热为度。

（6）方义：关元、三阴交、阴陵泉方义同前，太冲为子经穴位，具有疏肝理气之功。

📑 **典型验案** ···

刘某，女，75 岁。导尿管拔除后不能自行排尿，诊见患者小腹膨隆，膀胱充盈至脐下 3 指，舌淡，脉沉细弱。诊断：癃闭（肾元亏虚证）。针取关元、三阴交、阴陵泉、肾俞、太溪。其中关元、三阴交、阴陵泉用平补平泻；肾俞、太溪用补法，留针30 分钟。关元、肾俞、太溪采用温针灸。治疗结束后患者自行排尿约 400ml，症状缓解。

💬 **按语** ··

1. 针灸治疗癃闭疗效满意。若膀胱充盈过度，经针灸治疗 1

小时后仍不能排尿者，应及时采取导尿措施。

2.癃闭患者往往伴有精神紧张，在针灸治疗的同时，应解除精神紧张，反复作腹肌收缩、松弛的交替锻炼。

3.癃闭兼见哮喘、神昏时，应采取综合治疗措施。

✧ 第十四节 肥胖

一、对疾病的认识

单纯性肥胖是指单纯由于机体的营养过剩或能量消耗过少所造成的人体内部脂肪堆积过多或脂肪分布异常，体重增加，而不伴有明显神经或内分泌系统功能变化。该类人群往往伴有气短嗜睡、疲乏汗多、腹胀便秘以及口臭等症，是多种疾病的高危因素。肥胖患者又名"肉人""肥人""膏人"。

1.脏腑经脉关系

脾为后天之本，主运化水湿，为肥胖的主要相关脏腑。本经为脾经；"我生者"为肺，相关经脉为肺经；"生我者"心，其经心经；"克我者"木，木之脏腑肝也，其经足厥阴是也；"我克者"水，水之脏腑肾也，其经足少阴也；"子母经"为肺经和心经；"衔接经"为胃经和心经；"同名经"为心经；"表里经"为胃经。

肝气郁滞和脾肾两虚亦可导致肥胖，肝和肾亦与肥胖的发生关系密切。可见脾、肝、肾为肥胖的主要相关脏腑；本经脾经、

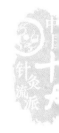

"克我经"肝经、"我克经"肾经为其主要相关经脉。

2. 病因病机

本病病位在肌肤,主要相关脏腑为脾。基本病机是脾胃不足,痰湿内生(图3-14)。

具体病因病机主要包括以下方面:

(1)脾胃湿阻: 其人素体脾胃虚弱,或饮食不节,虚者益虚,脾胃无以运化,湿阻中焦,发为肥胖,其人形体肥胖,且头晕目眩。

(2)肝气郁滞: 其人情志不畅,肝气失疏,土得木而达,肝气郁结而致脾脏失运,水湿内停,发为肥胖,其人亦可见肝郁之证。

(3)脾肾两虚: 脾主运化水湿,肾主排泄水湿,脾肾两虚者,其水湿输布和排泄失常,集聚于内,发为肥胖,见阳虚不运之证。

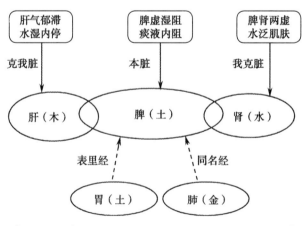

图 3-14 | 单纯性肥胖的病因病机及相关脏腑经脉关系

二、主要治疗方案及操作

本病病位在脾，根据"虚补实泻、抑强扶弱"的治疗原则，辨证为虚证，病机属脾虚运化失司、痰湿丛生者以补虚扶弱为主，即补本经、母经穴，泻"胜我"经穴；辨证为实证，病机属肝气郁结者，泻本经、子经穴，扶"我胜"之经，从而平衡五行生克制化。

1. 脾胃湿阻

（1）治则：虚则补其母，虚者补之。

（2）治法：健脾益胃，利水渗湿。

（3）选经：取本经脾经、胃经，母经心经，"克我"经肝经。

（4）选穴：主穴选取曲池、太冲、大都、天枢、解溪、少府、大敦、中脘，配穴可配阴陵泉、丰隆、中极、商丘。

（5）操作

【针刺】大都、解溪、少府用补法；大敦用泻法；余穴平补平泻。

【艾灸】大都、解溪、少府可用悬灸法。每穴10～15分钟。

【推拿】摩法摩腹部5～10分钟，使热渗透于腹部。按揉诸穴，每穴3～5分钟。

（6）方义：大都为本经荥穴，其五行属性为火，配表里经火性穴位解溪，另取母经火性穴位少府，取虚则补其母之义。取脾

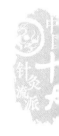

之"克我"经"克我"穴大敦，则取抑"克我"经之强意，配穴中取阴陵泉、商丘、中极取其利水渗湿之功，而丰隆取其消痰湿之功。诸穴合用健脾益胃，利水渗湿。

2. 肝气郁滞

（1）**治则：** 实则泻之，郁者通之。

（2）**治法：** 疏肝理脾，运脾开胃化痰。

（3）**选经：** 取本经肝经，表里经胆经，子经心经，"我克"经脾经。

（4）**选穴：** 主穴选取行间、阳辅、少府、太白，配穴可选取丰隆、太冲、足三里。

（5）**操作**

【针刺】行间、阳辅、少府、太冲用泻法；太白、足三里用补法；余穴平补平泻。

【艾灸】太白、足三里可用温针灸或灸盒灸，每次灸30分钟。

【推拿】按揉诸穴3～5分钟，斜搓两胁肋部以透热为度。

（6）**方义：** 行间为肝经火穴，泻其火以抑木，阳辅为胆经火穴，少府为肝经子经子穴，三穴共用取实则泻其子之意。太白为脾经之输穴，其性属土，用之以平肝经之乘，而取丰隆、足三里消痰饮之功，配太冲加强疏肝理气之力。诸穴合用疏肝理脾，运脾开胃而化痰。

3. 脾肾两虚

（1）**治则：** 虚则补之，寒则温之。

（2）**治法：** 温补脾肾，利湿化痰。

（3）**选经：** 取本经脾经、肾经，母经心经、肺经，表里经膀胱经、胃经。

（4）**选穴：** 主穴取大都、复溜、少府、经渠、至阴、解溪，配穴可取肾俞、膀胱俞、丰隆。

（5）**操作**

【针刺】大都、复溜、少府、经渠、至阴、解溪用补法；肾俞、膀胱俞、丰隆用平补平泻。

【艾灸】大都、复溜、少府、经渠、至阴、解溪、膀胱俞可用悬灸，每次灸 30 分钟。

【推拿】摩法摩腹 5～10 分。按揉诸穴 3～5 分钟。一指禅推法推膀胱经第一侧线，直擦腰骶部督脉、两侧膀胱经。

（6）**方义：** 大都为本经荥穴，其五行属性为火，配表里经火性穴位解溪，另取母经火性穴位少府，取虚则补其母之义。肾经金性穴位复溜，肾之母经母穴经渠，两穴取肾虚益肾之母意，至阴为膀胱经之金性穴，诸穴合用共奏温补脾肾之功。另取肾俞、膀胱俞、丰隆，利湿以化痰。

📑 **典型验案** ....

张某，女，47 岁。肥胖 10 余年，身高 162cm，体重 86kg，腹围 108cm，舌质红，苔黄厚，脉数有力。诊断：单纯性肥胖（脾肾两虚证）。针取大都、复溜、少府、经渠、至阴、解溪、肾俞、膀胱俞、丰隆。其中，大都、复溜、少府、经渠、至阴、解溪用补法；肾俞、膀胱俞、丰隆用平补平泻。大都、复溜、少府、经渠、至阴、解溪、膀胱俞可用悬灸，每次灸 30 分钟，每天治疗 1 次，10 次为一个疗程。2 个疗程结束后患者体重下降至 75kg，腹围 90cm，6 个疗程结束后患者体重下降至 57kg，腹围 82cm。

💬 **按语** ....

1. 针灸治疗肥胖有显著疗效，往往针灸数次即有明显效果，但尚需控制饮食、坚持锻炼方可获得较好的远期疗效。

2. 饮食调理、生活规律和精神调节对肥胖的治疗具有重要意义。饮食宜低盐低脂、少食生冷之物。

◆ 第十五节　痛经

一、对疾病的认识

痛经是指妇女正值经期或经行前后，出现周期性小腹疼痛，或痛引腰骶，甚至剧痛晕厥。古代文献中的经行腹痛一般即指痛经。西医将其划分为原发性痛经和继发性痛经，原发性痛经又称功能性痛经，是指生殖器官无器质性病变者。由于盆腔器质性疾病如子宫内膜异位症、子宫腺肌病、盆腔炎或宫颈狭窄等所引起的属继发性痛经。

1. 脏腑经脉关系

本病病位主要在胞宫，临床表现主要为经期或经行前后，出现周期性小腹疼痛。在经主要与冲任二脉、在脏主要与肝、脾、肾密切相关。

（1）肾相关： 肾属水，本经即肾经；"生我者"，肺（金）也，相关经脉为肺经；"我生者"肝（木）也，相关经脉为肝经；"克我者"脾（土）也，相关经脉为脾经；"我克者"心（火）也，相关经脉为心经；"子母经"为肺经与肝经，"同名经"为心经，"表里经"为膀胱经。

（2）肝相关： 肝属木，本经即肝经；"生我者"（肾）水也，相关经脉为肾经；"我生者"心（火）也，相关经脉为心经；"克我者"肺（金）也，相关经脉为肺经；"我克者"脾（土）也，相关经脉为脾经；"子母经"为心经与肾经，"同名经"为心包经，"表里经"为胆经。

（3）脾相关： 脾属土，本经即脾经；"生我者"心（火）也，相关经脉为心经；"我生者"肺（金）也，相关经脉为肺经；"克我者"肝（木）也，相关经脉为肝经；"我克者"肾（水）也，相关经脉为肾经；"子母经"为肺经与心经，"同名经"为肺经，"表里经"为胃经。

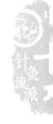

2. 病因病机

本病的病位在胞宫，以"不通则痛""不荣为痛"为主要病机。实者可由气滞血瘀、寒凝血瘀导致子宫的气血运行不畅，"不通则痛"；虚者主要由于气血虚弱、肾气亏损致子宫失于濡养，"不荣则痛"（图3-15）。

肝、脾、肾为主要相关脏腑。病因病机主要包括以下几方面：

（1）气滞血瘀： 素性抑郁或愤怒伤肝，气郁不舒，血行不畅，瘀阻子宫、冲任。经前、经期气血下注冲任，或复为情志所伤，壅滞更甚，"不通则痛"，发为痛经。

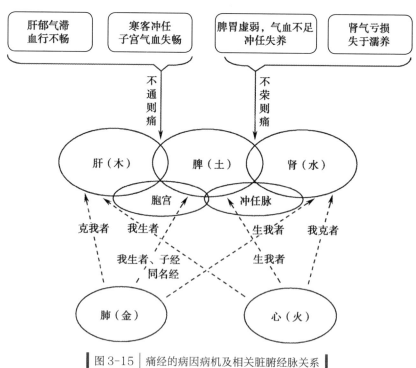

图3-15 | 痛经的病因病机及相关脏腑经脉关系

（2）**寒凝血瘀：**经期产后，感受寒邪，或过食寒凉生冷，寒客冲任，与血相搏，以致子宫、冲任气血失畅。经前、经期气血下注冲任，子宫气血更加壅滞，"不通则痛"。

（3）**气血虚弱：**脾胃素虚，化源匮乏或大病久病或失血过多后气血不足，冲任气血虚少，行经后血海气血愈虚，不能濡养冲任、子宫；兼之气虚无力流通血气，因而发为痛经。

（4）**肾气亏损：**禀赋素弱，或多产房劳伤损，精血不足，经后血海空虚，冲任、子宫失于濡养，"不荣则痛"，发为痛经。

二、主要治疗方案及操作

根据"虚补实泻、抑强扶弱"的治疗原则，辨证为实证，病机属不通则痛者，实则泻其子，扶助"我克"之经。辨证为虚证，病机属不荣则痛者，虚则补其母，抑制"克我"之经，扶助相表里之经。选穴采用辨证与辨经相结合，可加局部选穴。

1. **气滞血瘀**

（1）**治则：**实则泻其子，调理冲任。

（2）**治法：**理气行滞，化瘀止痛。

（3）**选经：**取任脉、肝经；泻其子经（我生经）心经；扶助"我克"之脾经。

（4）**选穴：**关元、三阴交、太冲、期门、少府、阴陵泉。

（5）**操作**

【针刺】关元、三阴交、阴陵泉用补法；太冲、期门、少府均用泻法。

【艾灸】关元、三阴交、阴陵泉可用温针灸、灸盒灸、艾条灸。每穴 10～15 分钟。

（6）**方义：** 关元为任脉要穴，又与足三阴经交会，冲任同源，故足三阴经是调理冲任的要穴。取本经（肝经）太冲、期门疏肝行气、理血调经。取子经心经之少府，实则泻其子。取脾经之三阴交、阴陵泉，以扶助"我克经"。

2. **寒凝血瘀**

（1）**治则：** 实则泻其子，寒者温之。

（2）**治法：** 温经散寒，化瘀止痛。

（3）**选经：** 取任脉、肾经。

（4）**选穴：** 关元、气海、三阴交、神阙、肓俞、大赫。

（5）**操作**

【针刺】关元、气海、肓俞用捻转补法；三阴交、大赫用泻法。

【艾灸】关元、气海、三阴交、肓俞、大赫穴用温针灸，神阙用隔姜灸，每次灸 30 分钟。

（6）**方义：** 关元为任脉要穴，又与足三阴经交会，气海、阴交、神阙均为任脉俞穴，灸之可温经散寒、调补冲任。肓俞、大赫为足少阴经和冲脉的交会穴，灸之可温经止痛。

3. 气血虚弱

（1）治则：虚则补其母，调理冲任。

（2）治法：益气养血，调经止痛。

（3）选经：取任脉、脾经，配其"表里经"与"衔接经"胃经；补其母经（生我经）心经；抑制"克我"之经肝经。

（4）选穴：关元、三阴交、太白、血海、膈俞、足三里、少府、大敦、太冲。

（5）操作

【针刺】关元、三阴交、太白、血海、足三里、少府用补法；膈俞平补平泻；大敦采用点刺泻法；太冲用捻转泻法。

【艾灸】关元、三阴交、血海、足三里可用温针灸、灸盒灸、艾条灸；太白用麦粒灸。每穴 10～15 分钟。

【推拿】患者取仰卧位，用一指禅推法或按揉法在关元、三阴交、血海、足三里、少府治疗，每穴约 3 分钟；掐按大敦 2分钟。

（6）方义：关元属任脉，又与足三阴经交会，有调理冲任的作用。三阴交为足三阴的交会穴，可疏调足三阴之经气，以健脾胃、补气血、调经水。膈俞乃血之会，可调理经血，力专效宏；取本经（脾经）之太白、血海配以"表里经"与"衔接经"胃经之足三里可补气养血，调经止痛。补母经（火）母穴少府，虚则补其母以加强补气养血止痛。泻肝经大敦、太冲，制"克我"之

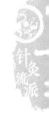

经而止痛。

4. 肾气亏损

（1）治则： 虚则补其母，调理冲任。

（2）治法： 补肾益精，养血止痛。

（3）选经： 取任脉、督脉，取肾经，补其母经（生我经）肺经；抑制"克我"之经脾经、胃经。

（4）选穴： 关元、气海、三阴交、膈俞、太溪、命门、经渠、厉兑、内庭。

（5）操作

【针刺】关元、三阴交、气海、太溪、命门、经渠用补法；膈俞平补平泻；厉兑采用点刺泻法；内庭用捻转泻法。

【艾灸】关元、三阴交、气海、命门可用温针灸、灸盒灸、艾条灸。每穴 10～15 分钟。

【推拿】患者取仰卧位，用一指禅推法或按揉法在气海、三阴交、关元、太溪治疗，每穴约 2 分钟。患者取俯卧位，直擦背部督脉，横擦腰部膈俞、命门，以透热为度；按揉厉兑、内庭穴，每穴约半分钟。

（6）方义： 关元、气海、三阴交、膈俞方义同前。命门为督脉之穴，可调理冲任、温补下元而止痛。取本经（肾经）太溪可益肝肾、调经水，养血止痛。补母经（金）母穴经渠，虚则补其母；泻胃经厉兑、内庭，以制"克我"之经。

典型验案 ···

李某，女，22 岁。既往常有痛经症状，本次因经期受凉后小腹疼痛，当时满面通红，大汗淋漓，呻吟不止。查体：腹痛拒按，舌红，脉弦紧。诊断：痛经（寒凝血瘀）。急刺关元、气海、地机、三阴交、神阙、肓俞、大赫。其中，关元、气海、肓俞用捻转补法；地机、三阴交、大赫用泻法。行针后关元、气海、三阴交、肓俞、大赫穴用温针灸，神阙用隔姜灸，留针 30 分钟，患者腹痛渐消。

按语 ···

1. 针灸治疗原发性痛经有显著疗效。治疗宜从经前 3～5 天开始，直到月经结束。连续治疗 2～3 个月经周期。一般连续治疗 2～4 个周期能基本痊愈。

2. 对继发性痛经，运用针灸疗法减轻症状后，应及时确诊原发病变，施以相应治疗。

3. 经期应避免精神刺激和过度劳累，防止受凉或过食生冷。

✧ 第十六节 绝经前后诸症

一、对疾病的认识

绝经前后诸症，是指妇女在绝经期前后，围绕月经紊乱或绝

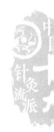

经出现明显不适症状，如烘热汗出、烦躁易怒、潮热面红、眩晕耳鸣，心悸失眠、腰背酸楚、面浮肢肿、情志不宁等，西医又称更年期综合征。

1. 脏腑经脉关系

本病病位在胞宫，主脏责之于肾，肾藏精，主生长发育与生殖。本经即肾经，"生我者"金也，肺，相关经脉为肺经；"我生者"木也，肝，相关经脉为肝经；"克我者"土也，脾，相关经脉为脾经；"我克者"火也，心，相关经脉为心经。"子母经"为肝经与肺经；"衔接经"为膀胱经与心包经；"同名经"为心经；"表里经"为膀胱经。

肝藏血、肾藏精，精血同源，肝肾阴虚也是本病的病因之一；脾主运化，主升清阳，肾阳不足以温煦脾阳，则脾失健运，痰湿内生，亦可导致本病发生。可见，肾、肝和脾是绝经前后诸症的主要相关脏腑；本经肾经、"子经"肝经和"克我者"脾经，为绝经前后诸症的主要相关经脉。

2. 病因病机

本病病位在胞宫，基本病机为肾阴阳平衡失调，肾失濡养，天癸不足（图3-16）。

具体病因病机主要包括以下几方面：

（1）心肾不交： "七七"之年，肾阴不足，天癸渐竭，若素体阴虚，或多产房劳伤肾耗精，或数脱于血致精血不足，营阴暗耗，肾阴益亏，脏腑失养，导致肾水不足，不能上济于心，心火独亢，热扰心神，神明不安，出现心肾不交等。

（2）肝肾阴虚： 绝经之年，或多产房劳伤精耗血，肾阴不足，肝肾同属下焦，乙癸同源，从而导致肝肾阴亏。肾为先天之本，而女子以肝为先天之本，肝肾阴虚，导致天癸渐竭。

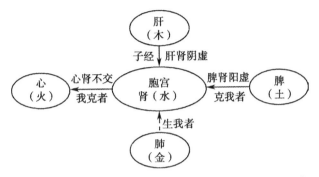

| 图 3-16 | 绝经前后诸症的病因病机及相关脏腑经脉关系 |

（3）脾肾阳虚： 若素体肾阳亏虚，或过用寒凉及过度贪凉，可致肾阳虚惫。若命门火衰而不能温煦脾阳，水湿内停，湿聚成痰，易酿成痰湿；或阳气虚弱，无力行血而为瘀，又出现肾虚血瘀。

二、主要治疗方案及操作

本病多为虚证，采用"虚则补之"的治疗原则，虚则补其母，抑制"克我"之经，扶助相表里之经，补本经肾经之母穴，泻"胜我"之脾经。选穴采用辨证与辨经相结合，加局部选穴的原则。

1. 心肾不交

（1）治则： 虚则补之。

（2）治法： 益肾宁心。

（3）**选经：** 任脉，本经之肾经，相表里之膀胱经，"克我"之脾经，"我克"与同名之心经。

（4）**选穴：** 百会、关元、太溪、肾俞、心俞、三阴交、神门、劳宫、内关。

（5）**操作**

【针刺】百会、太溪、关元、三阴交、肾俞采用补法；心俞、神门、劳宫、内关施平补平泻。

【艾灸】肾俞、太溪可用温针灸、艾条灸。每穴 10～15 分钟。

【推拿】患者仰卧位，一指禅推或点按施治于百会、关元、太溪、三阴交、神门、劳宫、内关，每穴 2～3 分钟，接着用顺时针揉摩法施于胃脘部及下腹部，分别为 5 分钟。患者俯卧位，用一指禅推法或拇指按揉法施于肾俞、心俞，每穴 3 分钟。擦背部督脉经及肾俞、心俞，以透热为度。

（6）**方义：** 百会位于巅顶，属于督脉，可升清降浊、平肝潜阳；关元属于任脉，可补益元气、调和冲任；太溪属肾经原穴，补肾气、养肾阴；肾俞、心俞为肾经相表里之膀胱经穴，为肾与心之背俞穴，沟通心肾；三阴交为肾经之克我经穴，意在健脾，益于气血生化之源；神门、劳宫、内关为肾经之我克经穴，意在泻虚火、养心神。

2. 肝肾阴虚

（1）**治则：** 虚则补之。

（2）**治法：**疏肝理气，育阴潜阳。

（3）**选经：**任脉，本经之肾经，相表里之膀胱经，"克我"之脾经，"我生"之肝经。

（4）**选穴：**百会、关元、太溪、涌泉、肾俞、三阴交、太冲。

（5）**操作**

【针刺】百会、关元、太溪、肾俞、三阴交用补法；太冲施平补平泻或泻法。

【艾灸】涌泉用温和灸或麦粒灸，每次灸30分钟。

【推拿】患者仰卧位，一指禅推或点按施治于百会、关元、太溪、三阴交、涌泉、太冲，每穴2~3分钟，接着用顺时针揉摩法施于胃脘部及下腹部，分别为5分钟。患者俯卧位，用一指禅推法或拇指按揉法施于肾俞约3分钟。擦背部督脉经及肾俞，以透热为度。

（6）**方义：**百会、关元、太溪、肾俞、三阴交方义同前。涌泉为肾经之井穴，五行属性属于木，意在引火归原；太冲为肾经之我生经穴，肝经原穴，意在疏肝理气、育阴潜阳。

3. 脾肾阳虚

（1）**治则：**虚则补之。

（2）**治法：**阴阳双补，调补冲任。

（3）**选经：**任脉，本经之肾经，相表里之膀胱经，"克我"之脾经。

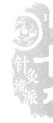

（4）**选穴：** 百会、关元、气海、太溪、肾俞、脾俞、三阴交、足三里。

（5）**操作**

【针刺】诸穴均可采用提插补法。

【艾灸】诸穴均可用温针灸、艾条灸。每穴 10～15 分钟。

【推拿】患者仰卧位，一指禅推或点按施治于百会、关元、气海、太溪、三阴交、足三里，每穴 2～3 分钟，接着用顺时针揉摩法施于胃脘部及下腹部，分别为 5 分钟。患者俯卧位，用一指禅推法或拇指按揉法施于肾俞、脾俞，每穴 3 分钟。擦背部督脉经及肾俞、脾俞，以透热为度。

（6）**方义：** 百会、关元、太溪、肾俞、三阴交方义同前。气海为任脉穴，局部取穴，意在益气健脾；脾俞与足三里为肾经之表里经穴，旨在健运脾胃，温补肾阳。

🔍 **典型验案** ···

梁某，女，49 岁。近 1 年来，患者月经先后无定期，情绪容易激动，脾气急躁易怒，常因小事与人争吵，经期两胁及乳房胀痛，喜叹息，烦躁不安，夜寐惊梦，五心烦热，腰膝酸软，尿少，便秘，舌红，少苔，脉沉弦细。诊断：绝经前后诸症（脾肾阴虚）。针刺取穴百会、关元、太溪、涌泉、肝俞、肾俞、三阴交、太冲，先针肝俞、肾俞，再刺其他腧穴。其中，百会、关元、太溪、肝俞、肾俞、三阴交用补法；太冲施平补平泻或泻法，留针

30 分钟，每日治疗 1 次，经治疗 20 次后，患者症状消失。

💬 **按语** ··

1. 针灸治疗绝经前后诸症有显著疗效，往往针灸 1 次或数次即有明显止痛效果，但慢性绝经前后诸症需坚持治疗才能取得较好的远期疗效。

2. 生活规律和精神调节对绝经前后诸症的康复具有重要意义。要防止房劳过度和思虑过多，并保持心情舒畅。

3. 绝经前后诸症有时可与闭经、月经先后不定期等症状相似，须注意鉴别，以免延误病情。

✧ 第十七节　项痹

一、对疾病的认识

项痹属西医学颈椎病范畴，是因颈椎骨质增生、韧带钙化、椎间盘退变等刺激颈部神经、脊髓和血管而产生的一系列症状。临床主要表现为头颈、肩背部疼痛，头晕，上肢麻木、无力等。西医将颈椎病分为六型，即颈型、神经根型、脊髓型、椎动脉型、交感型与混合型。

1. 脏腑经脉关系

本经即膀胱经；"生我者"金也，肺与大肠，相关经脉为肺经、大肠经；"我生者"木也，肝与胆，相关经脉为肝经、胆经；

"克我者"土也，脾与胃，相关经脉为脾经、胃经；"我克者"火也，心与小肠，相关经脉为心经、小肠经；"子母经"为胆经与大肠经，"衔接经"为小肠经与肾经，"同名经"为小肠经，"表里经"为肾经。

2. 病因病机

本病的发生常与伏案久坐、外邪侵袭或年迈体弱、肝肾不足有关，病位在颈部足太阳膀胱经。基本病机为筋骨受损，经络气血阻滞不通（图3-17）。

本病病位在项，病因病机主要包括以下几方面：

（1）风寒痹阻： 久卧湿地或夜寐露肩而致颈项强痛，肩臂酸楚，颈部活动受限，甚则手臂麻木冷痛，遇寒加重。

（2）劳伤瘀血： 多在外伤后出现颈项、肩臂疼痛，手指麻木，劳累后加重，颈部僵直或肿胀，活动不利，肩胛冈上下窝及肩峰有压痛。

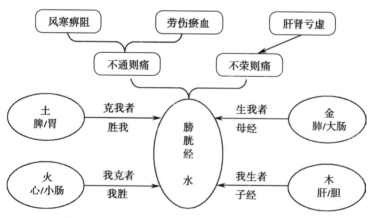

图3-17 项痹的病因病机及相关脏腑经脉关系

（3）**肝肾亏虚：** 颈项、肩臂疼痛，四肢麻木乏力，头晕耳鸣，腰膝酸软，遗精，月经不调。

二、主要治疗方案及操作

本病病位在太阳经，风寒痹阻，劳伤瘀血，肝肾亏虚为本病病因。根据"虚补实泻、抑强扶弱"的治疗原则，辨证为实证，病机属寒凝瘀滞者，实则泻其子，扶助"我克"之经，泻本经膀胱经子穴、子经胆经、肝经子穴，扶我"所胜"小肠经、心经。辨证为虚证，病机属气血亏虚者，虚则补其母，抑制"克我"之经，扶助相表里之经，补本经膀胱经母穴、母经大肠经、肺经穴，泻"胜我"经胃经、脾经，扶助表里经、衔接经肾经。

（1）**治则：** 实则泻之，虚则补之。

（2）**治法：** 舒筋骨，通经络。

（3）**选经：** 取膀胱经，实则泻其子经（所生经）胆经，扶"我克"之经小肠经；虚则补其母经（生我经）大肠经，抑"克我"之经胃经。

（4）**选穴：** 阿是穴、大椎、天柱、肩井、后溪、外劳宫、合谷、足三里。

（5）**操作**

【针刺】阿是穴、大椎、天柱、外劳宫、足三里行捻转泻法；肩井、后溪、合谷行补法。

【艾灸】阿是穴、大椎、天柱、外劳宫、足三里、肩井、后

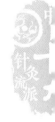

溪、合谷可行温针灸或悬灸，每次灸30分钟。

【推拿】患者取俯卧位，用㨰法与一指禅推法于项背部足太阳膀胱经及颈部督脉施治2~3遍，再对患者颈项部拿捏2~3遍，后用拇指对损伤处筋结点弹拨、分筋。患者仰卧位，用示指、中指短时间重刺激钩点天柱穴；后对颈部施以拔伸牵引；最后按揉上肢手太阳小肠经2遍并点按肩井、后溪，以酸胀为度（如为虚证则对足三里短时间重刺激点按，按压合谷以酸胀为度）。

（6）方义：大椎、天柱处于颈部疼痛好发部位并分属督脉和足太阳膀胱经筋，与局部阿是穴合用，可通调颈项部经络气血。肩井、后溪属手太阳小肠经，扶助我克之经穴位，与其他穴位相配，舒筋通络止痛。外劳宫为经验穴，能解痉止痛。足三里为"克我"之经胃经的穴位，合谷为母经（生我经）大肠经之穴位，故对于虚证则分别予以泻法、补法。

🔍 **典型验案** ....

张某某，男，39岁。颈项部胀痛伴左上肢手指麻木2个月余。症状：颈项部胀痛不适，肌肉僵硬，左上肢放射性疼痛伴手指麻木。查体：颈项部肌肉僵硬，颈椎5、6棘突旁压痛，舌红，苔白，脉滑。臂丛神经牵拉实验（+）。X线片：C5~6椎间隙变窄，前缘有唇样增生。诊断：项痹（颈椎病）。针取阿是穴、大椎、天柱、肩井、后溪、外劳宫、合谷、足三里。阿是穴、大椎、天柱、外劳宫、足三里行捻转泻法，肩井、后溪、合谷行补法，留针 30 分钟，行以灸法并用之。每日 1 次，10 次为一个疗程，患者经 2 个疗程治疗后症状明显缓解，4 个疗程后基本痊愈。

💬 **按语**

1. 注意纠正平时的不良习惯，立足于预防。

2. 注意颈部保暖，不过度疲劳，平时加强颈部功能锻炼。

3. 落枕会加重颈椎病病情。

◆ 第十八节 漏肩风

一、对疾病的认识

漏肩风又称"五十肩""肩凝症""冻结肩"，是指肩关节囊和关节周围软组织损伤或退变而引发的一种慢性无菌性炎症，是以肩部疼痛和活动障碍为主要症状的常见病，好发于 50 岁左右，后期常出现肩关节粘连。西医称作肩关节周围炎。

1. 脏腑经脉关系

本经即肺经，"生我者"土也，脾与胃，相关经脉为脾经、胃经；"我生者"水也，肾与膀胱，相关经脉为肾经、膀胱经；"克我者"火也，心与小肠，相关经脉为心经、小肠经；"我克者"木也，肝与胆，相关经脉为肝经、胆经；"子母经"为肾经与脾经，"衔接经"为肝经与大肠经，"同名经"为脾经，"表里

经"为大肠经。

2. 病因病机

本病的发生常与体虚、劳损及风寒侵袭肩部等因素相关，病位在肩部筋肉。基本病机为肩部经络不通或筋肉失于气血温煦和濡养，为本虚标实。根据发病部位，本经肺经、"子母经"肾经与脾经、"衔接经"肝经与大肠经、"同名经"脾经、"表里经"大肠经，为漏肩风相关经脉（图3-18）。

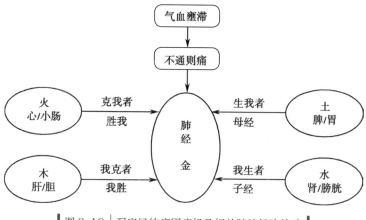

图3-18 漏肩风的病因病机及相关脏腑经脉关系

二、主要治疗方案及操作

本病病位在肩部，与肺经相关，经络不通，筋肉失养为本病病机。根据"虚补实泻、抑强扶弱"的治疗原则，辨证为虚证，病机属不荣则痛者，虚则补其母，抑制"克我"之经心经，扶助相表里之经，补本经肺经、母经脾经、胃经穴，扶助表里经、衔接经肝经。

国家中医药管理局厘定中国十大针灸流派

（1）**治则：** 虚则补之。

（2）**治法：** 通经活络，舒筋止痛。

（3）**选经：** 取肺经，配其衔接经肝经。

（4）**选穴：** 阿是穴、少冲、中府、阴陵泉、足三里、太冲、条口、承山。

（5）**操作**

【针刺】阿是穴、少冲行泻法；中府、阴陵泉、足三里、太冲行补法；条口透承山。

【艾灸】阿是穴、少冲、阴陵泉、足三里可行温针灸或艾条悬灸，每次灸30分钟。

【推拿】患者坐位，术者于患侧肩前部及上臂内侧、肩外侧和腋后部施以㨰法或一指禅推法或按揉法，往返数次，并适当配合患侧肩关节的被动活动，如外展、上举、内收、旋转等；于阿是穴、中府施以按揉法；于肩部、上肢施以拿法；于肩关节施以摇法，即术者一手扶住患肩，一手托住肘部或握住腕部，沿顺时针或逆时针方向摇肩关节，幅度由小到大，循序渐进；后短时间重刺激点按少冲，拇指按压阴陵泉、足三里、太冲，以酸胀透热为度。

（6）**方义：** 中府为本经穴位，行补法能疏通肩部经络气血，通经活血而止痛。少冲为"克我"之经心经穴位，阴陵泉、足三里、太冲分别为母经脾经、胃经穴、衔接经肝经穴。条口透承山为临床经验效穴。

🔍 典型验案

唐某某，女，48 岁。肩关节疼痛伴活动不利 3 个月余。症状：肩关节冷痛，受寒后加重，肩部抬举、后展活动受限，疼痛有时牵引至前臂。查体：肩部多处痛点，梳头困难，爬墙困难，舌红，苔白，脉浮紧。搭肩实验（＋）。诊断：肩痹（肩关节周围炎）。针取中平穴、阿是穴、少冲、中府、阴陵泉、足三里、太冲、条口、承山，取中平穴行以运动针法，后阿是穴、少冲行泻法，中府、阴陵泉、足三里、太冲行补法，条口透承山，留针30 分钟，施加灸法。每日 1 次，10 次为一个疗程，治疗 1 个疗程后疼痛减轻，活动幅度增大，3 个疗程后肩部疼痛基本消除，活动灵便。

💬 按语

1. 针灸、推拿治疗漏肩风疗效很好。临床上常见肩痛甚者针灸治疗效果优于推拿，而肩关节活动障碍甚者推拿治疗效果优于针灸。

2. 治疗期间应注意肩部保暖，患者适当配合肩部功能锻炼，可提高疗效和缩短疗程。

✧ 第十九节　膝痹

一、对疾病的认识

膝痹，是一种退行性骨关节病，又称为膝骨关节炎、增生性关节炎、退行性关节炎。本病是一组以关节软骨病变为主要病理特征的临床综合征，主要表现为膝关节疼痛和不同程度的功能障碍，以关节软骨损伤及骨质增生为特点，并伴有疼痛，是临床上最常见的一种关节疾患。膝骨性关节炎也是中老年人易患的一种慢性关节疾病。

1. 脏腑经脉关系

中医认为本病与肝、肾两脏关系密切。肝藏血主筋，肾主骨生髓，以肾脏为主。"生我者"金也，肺与大肠，相关经脉为肺经、大肠经；"我生者"木也，肝与胆，相关经脉为肝经、胆经；"克我者"土也，脾与胃，相关经脉为脾经、胃经；"我克者"火也，心与小肠，相关经脉为心经、小肠经；"子母经"为肝经与肺经，"衔接经"为膀胱经与心包经，"同名经"为心经，"表里经"为膀胱经。

2. 病因病机

肝肾充盈，则筋骨强劲，关节滑利，运动灵活。脏腑虚衰，肾精亏虚则不能生骨髓、充骨而骨萎；肝血不足，则不能濡养筋络，骨萎筋弱，关节疼痛，屈伸不利，由是而作。中医认为由于

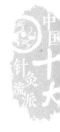

肝肾慢性亏损，筋骨失养，不荣则痛；或长期劳损等，瘀血痹阻关节肌肉筋络，导致气血闭阻不通，产生本病。肝和肾为本病的主要相关脏腑。本经肾经、"克我者"脾经、"表里经"膀胱经以及"子经""衔接经"肝经和"同名经"心经，为本病的主要相关经脉（图3-19）。

本病病位在膝，病因病机主要包括以下几方面：

（1）阳虚寒凝：素体阳虚，机体失去温煦推动，阴寒内生，凝滞肢体关节，不通则痛。

（2）肾虚髓亏：肾主骨生髓，年老体弱或因其他原因导致肾精亏虚，精髓不足，筋骨失养，不荣则通。

（3）瘀血阻滞：因长期劳损或外伤等导致瘀血阻滞，不通则痛。

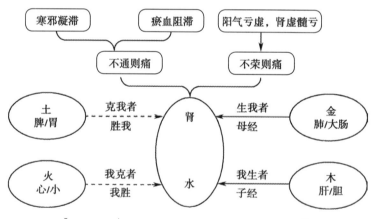

图3-19 | 膝痹的病因病机及相关脏腑经脉关系

二、主要治疗方案及操作

本病病位在膝，与肾经相关。经脉痹阻，不通则痛；或肾精不足，不荣则痛为本病病机。根据"虚补实泻、抑强扶弱"的治疗原则，辨证为实证，病机属不通则痛者，实则泻其子，扶助"我克"之经，即泻本经肾经子穴、子经肝经、胆经子穴，扶我"所胜"经心经、小肠经。辨证为虚证，病机属不荣则痛者，虚则补其母，抑制"克我"之经脾经，扶助相表里之经，补本经肾经母穴、母经肺经、大肠经穴，泻"胜我"经脾经、胃经，扶助表里经、衔接经膀胱经。

1. 阳虚寒凝

（1）**治则：** 实则泻其子，寒则温之。

（2）**治法：** 散寒祛邪，通络止痛。

（3）**选经：** 取肾经，泻其子经（所生经）肝经、胆经。

（4）**选穴：** 内膝眼、外膝眼、阴谷、行间、阳辅。

（5）**操作**

【针刺】阴谷、内膝眼、外膝眼用补法；行间、阳辅采用提插捻转泻法。

【艾灸】内膝眼、外膝眼、阳辅可用温针灸、灸盒灸、艾条灸。每穴 10～15 分钟。

【推拿】患者取仰卧位，先行㨰法于患侧下肢及膝关节四周放松 2～3 遍，后用一指禅推法作用于肾经的下肢部分，以患者

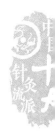

自感微微发热为度；对内膝眼、外膝眼、阴谷及局部阿是穴予以一指禅推揉，以酸胀为度，并配合膝关节屈伸手法活动绞锁关节；最后短时间重刺激点按行间、阳辅。

（6）**方义：** 外膝眼，即犊鼻，为胃经穴位，内膝眼为经外奇穴，两者均为膝关节局部穴位，合称膝眼穴，针刺时针身可深入膝关节囊，直达病所。补本经经穴阴谷散寒止痛，泻子经及同名经子穴（火）行间及阳辅，实则泻其子。

2. 肾虚髓亏

（1）**治则：** 虚则补其母。

（2）**治法：** 补肾益精，活络止痛。

（3）**选经：** 取肾经，配其"表里经"膀胱经。

（4）**选穴：** 膝眼穴、足三里、肝俞、肾俞、复溜。

（5）**操作**

【针刺】采用内膝眼透向外上方、外膝眼透向内上方的针刺方法；其他常规针刺，肝俞、肾俞斜刺，均用补法。

【推拿】患者取仰卧位，先行㨰法于患侧下肢及膝关节四周放松 2～3 遍，后用一指禅推法作用于肾经的下肢部分，以患者自感微微发热为度；对内膝眼、外膝眼及局部阿是穴予以一指禅推揉，以酸胀为度，并配合膝关节屈伸手法活动绞锁关节；最后长时间轻柔按压足三里、肝俞、肾俞、复溜。

（6）**方义：** 膝眼为局部选穴，足三里有健脾补虚之功，肾俞、肝俞补益筋骨，肾经母穴复溜填精补髓，虚则补其母。

3. 瘀血阻滞

（1）治则： 实则泻其子，活血通络。

（2）治法： 化瘀活血，通络止痛。

（3）选经： 取肾经，泻其子经（所生经）肝经、胆经。

（4）选穴： 膝眼穴、阿是穴、血海、行间、阳辅。

（5）操作

【针刺】膝眼穴、阿是穴、血海点刺放血或提插泻法；行间、阳辅泻法。

【推拿】患者取仰卧位，先行滚法于患侧下肢及膝关节四周放松 2～3 遍，后用一指禅推法作用于肾经的下肢部分，以患者自感微微发热为度；对内膝眼、外膝眼及局部阿是穴予以一指禅推揉，以酸胀为度，并配合膝关节屈伸手法活动绞锁关节；最后短时间重刺激按压血海、行间、阳辅。

（6）方义： 膝眼穴、阿是穴放血可祛瘀通络，泻子经及同名经子穴（火）行间及阳辅，实则泻其子。

📑 **典型验案** ....

陈某某，女，60 岁。膝关节肿痛伴活动不利 4 个月余。症状：膝关节冷胀痛，受寒加重，活动不利，负重或爬楼时尤甚。查体：膝关节温度稍高，伴有肿胀，活动时有摩擦音，舌紫，苔白，脉弦。针取膝眼穴、阿是穴、血海、行间、阳辅。膝眼穴、阿是穴、血海点刺放血或提插泻法，行间、阳辅泻法，留针 30

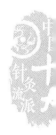

分钟，施以灸法。每日 1 次，10 次为一个疗程，2 个疗程后症状明显缓解，3 个疗程后疼痛基本消失，活动幅度增大。

💬 按语

1. 针灸治疗本病疗效可靠。但对有些病例非一时能治愈，须坚持治疗或配合其他方法综合施治。

2. 应注意休息，症状缓解后应减少站立和步行。

3. 注意劳逸结合，避免风冷潮湿。

❖ 第二十节　眼睑下垂

一、对疾病的认识

眼睑下垂古称"睢目"，又名"上胞下垂"，重者称"睑废"。是上睑提举无力或不能抬起，以致睑裂变窄，甚至遮盖部分或全部瞳仁，影响视力的一种眼病。常见于西医学的重症肌无力眼肌型、眼外伤、动眼神经麻痹等疾病。

1. 脏腑经脉关系

本病病位在目，主要在目之胞睑，中医称胞睑为肉轮，属脾，本病密切相关的脏腑为脾脏。本经即脾经。脾属土，"生我者"火也，心，相关经脉为心经；"我生者"金也，肺，相关经脉为肺经；"克我者"木也，肝，相关经脉为肝经；"我克者"水也，肾，相关经脉为肾经；子母经"为肺经与心经，"表里经"

为胃经。

先天禀赋不足，脾肾两虚；中气不足，清阳不升，均可导致眼睑下垂。可见，脾、胃、肾是眼睑下垂的主要相关脏腑。本经脾经、"表里经"胃经、"我克者"肾经，以及胃经之"母经"小肠经、"子经"大肠经，为眼睑下垂的主要相关经脉。

2. 病因病机

无论是先天不足还是后天脾胃虚弱致胞睑下垂，其基本病机是命门火衰、中气不足，胞睑失养，或风痰阻络，气血不和（图3-20）。

本病病位在目，病因病机主要包括以下几方面：

（1）先天不足： 先天禀赋不足，脾肾两虚，以致胞睑松弛。

（2）脾虚气弱： 脾虚气弱，中气不足，筋肉失养，经筋弛缓，导致睑肌无力而下垂。

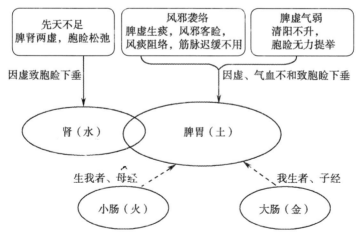

图3-20 眼睑下垂的病因病机及相关脏腑经脉关系

（3）**风邪袭络**：脾虚聚湿生痰，风邪客于胞睑，阻滞经络，气血不和而致上睑下垂。

二、主要治疗方案及操作

根据"虚补实泻、抑强扶弱"的治疗原则，先天不足、脾虚气弱为虚证，补本经脾经、表里经胃经，扶我克之肾经、胃经之母经小肠经。风邪袭络为虚实夹杂之证，补本经脾经，补表里经胃经，泻胃经子经大肠经。选穴采用辨证与辨经相结合，加局部选穴的原则。

1. 先天不足

（1）**治则**：虚则补之。

（2）**治法**：温肾健脾。

（3）**选经**：脾经，我克经肾经。

（4）**选穴**：攒竹、丝竹空、阳白、三阴交、太溪、命门、肾俞。

（5）**操作**

【针刺】攒竹、丝竹空、阳白用平补平泻亦可相互透刺；三阴交、太溪、命门、肾俞用捻转补法。

【艾灸】三阴交、太溪、命门、肾俞可用温针灸、艾条灸。每穴 10～15 分钟。

【推拿】患者仰卧位，双目微闭。术者先用一指禅推法从印堂推至睛明，再沿上眼眶经攒竹、鱼腰、丝竹空、太阳至瞳子髎，再沿下眼眶至睛明，反复操作5~6遍。在额部阳白处用抹法，往返操作3分钟左右。用手指点按睛明、阳白、鱼腰、太阳、百会，每穴1分钟。患者俯卧位，按揉完骨、翳风各1分钟；拿捏风池，并沿颈椎两侧向下至大椎两侧，往返3分钟左右；再着重在大椎、大杼穴处施以㨰法约3分钟；之后捏拿肩井1分钟左右；点按三阴交、太溪、命门、脾俞、肾俞等穴。

（6）**方义**：攒竹、丝竹空和阳白均位于眼周，三穴合用，可通经活络、调和局部气血而升提眼睑。三阴交穴为脾、肝、肾三经的交会穴，具有补脾益肾、养血荣筋、调和气血的功效。太溪为肾经原穴，肾俞为肾的背俞穴，加命门益肾固本、调理脾胃。

2. 脾虚气弱

（1）**治则**：虚则补之。

（2）**治法**：升阳益气。

（3）**选经**：脾经，表里经之胃经，胃经母经小肠经。

（4）**选穴**：攒竹、丝竹空、阳白、阳谷、三阴交、足三里、脾俞、百会。

（5）**操作**

【针刺】攒竹、丝竹空、阳白用平补平泻并可相互透刺；阳谷、三阴交、足三里、脾俞、百会采用捻转补法。

【艾灸】阳谷、三阴交、足三里、脾俞、百会用温和灸，每次灸30分钟。

【推拿】患者仰卧位，双目微闭。术者先用一指禅推法从印堂推至睛明，再沿上眼眶经攒竹、鱼腰、丝竹空、太阳至瞳子髎，再沿下眼眶至睛明，反复操作5～6遍。在额部阳白处用抹法，往返操作3分钟左右。用手指点按睛明、阳白、鱼腰、太阳、百会，每穴1分钟。患者俯卧位，按揉完骨、翳风各1分钟；拿捏风池，并沿颈椎两侧向下至大椎两侧，往返3分钟左右；再着重在大椎、大杼穴处施以㨰法约3分钟；之后捏拿肩井1分钟左右；点按阳谷、三阴交、足三里、脾俞等穴。

（6）**方义：**攒竹、丝竹空、阳白、三阴交方义同前。补脾经"母经"手太阳小肠经穴阳谷，虚则补其母，补益脾胃。足三里是胃经的合穴和胃的下合穴，脾俞为脾之背俞穴，两穴配伍健运脾胃，补气养血；另加督脉百会以升提阳气。

3. 风邪袭络

（1）**治则：**补虚泻实。

（2）**治法：**祛风化痰，疏经通络。

（3）**选经：**脾经，表里经之胃经，胃经子经大肠经。

（4）**选穴：**攒竹、丝竹空、阳白、三阴交、丰隆、合谷、曲池、风池。

（5）**操作**

【针刺】攒竹、丝竹空、阳白、风池用平补平泻，攒竹、丝竹空、阳白可相互透刺；三阴交用提插补法；丰隆、合谷、曲池用捻转泻法。

【艾灸】三阴交、丰隆、合谷、曲池、风池施温针灸。每穴10~15分钟。

【推拿】患者仰卧位，双目微闭。术者先用一指禅推法从印堂推至晴明，再沿上眼眶经攒竹、鱼腰、丝竹空、太阳至瞳子髎，再沿下眼眶至晴明，反复操作5~6遍。在额部阳白处用抹法，往返操作3分钟左右。用手指点按晴明、阳白、鱼腰、太阳、百会，每穴1分钟。患者俯卧位，按揉完骨、翳风各1分钟；拿捏风池，并沿颈椎两侧向下至大椎两侧，往返3分钟左右；再着重在大椎、大杼穴处施以㨰法约3分钟；之后捏拿肩井1分钟左右；点按三阴交、丰隆、合谷、曲池等穴。

（6）**方义**：攒竹、丝竹空、阳白、三阴交方义同前。胃经子经大肠经上穴位合谷、曲池配风池以宣通经络、疏风解表；配丰隆，调理脾胃，祛风化痰。

📖 典型验案 ……………………………………………………

王某某，男，49岁。中风后右眼睑下垂无力1个月余。症状：右眼睑下垂，遮盖瞳孔，睁眼无力，眼睑自觉麻木不仁。查体：右眼睑下垂，眼球转动不利，面色少华，精神欠佳，舌红，苔黄，脉数。诊断：眼睑下垂。针取攒竹、丝竹空、阳白、三阴交、丰隆、合谷、曲池、风池。攒竹、丝竹空、阳白、风池用平补平泻，攒竹、丝竹空、阳白可相互透刺；三阴交用提插补法；丰隆、合谷、曲池用捻转泻法。留针30分钟，每日1次，10次为一个疗程，针刺1个疗程后有所好转，3个疗程后基本痊愈。

⚫⚫⚫ 按语

1. 针灸对本病有一定疗效，但须查明原因，辨证治疗。

2. 对先天性重症患者可考虑手术治疗。

◈ 第二十一节　耳鸣耳聋

一、对疾病的认识

耳鸣、耳聋是以听觉异常、听力下降为主症。耳鸣指自觉耳内鸣响，妨碍听觉的症状；耳聋则是听力不同程度的减退，甚至完全丧失，其轻者又称为"重听"，重者则称为"耳聋"。西医学的许多疾病包括耳科疾病、脑血管疾病、高血压、动脉硬化、贫血、红细胞增多症、糖尿病、感染性疾病、药物中毒及外伤性疾病等均可出现耳鸣、耳聋。

1. 脏腑经脉关系

耳为肾之官窍，肾属水，本经即肾经；"生我者"金也，肺，相关经脉为肺经；"我生者"木也，肝，相关经脉为肝经；"克我者"土也，脾，相关经脉为脾经；"我克者"火也，心，相关经脉为心经；"子母经"为心经与肺经，"衔接经"为膀胱经与心包经，"同名经"为心经，"表里经"为膀胱经。

耳者，宗脉之所聚也。胃足阳明之脉上耳前；小肠手太阳之脉却入耳中；膀胱足太阳之脉从巅至耳上角；三焦手少阳之脉系耳后直上，出耳上角；胆足少阳之脉，从耳后入耳中，出走耳前。可见，胃经、小肠经、"衔接经"膀胱经、胆经、三焦经均与耳鸣、耳聋的发病有关。

2. 病因病机

本病病位在耳，肾开窍于耳，肾经即本经，无论是耳本身原因还是其他脏腑或经络病变影响到耳，均可诱发耳鸣、耳聋。本病发病常分实证与虚证，其基本病机是痰蒙清窍，或肾精亏虚致耳窍失养（图3-21）。

具体病因病机主要包括以下几方面：

（1）**实证：**因外感风热，内伤情志，或因饮食不节，致痰湿内生，气郁化火，循经上扰、蒙蔽清窍所致。

（2）**虚证：**多因久病体虚、气血不足，劳倦纵欲、肾精亏耗，精血不能上承，耳窍失养所致。

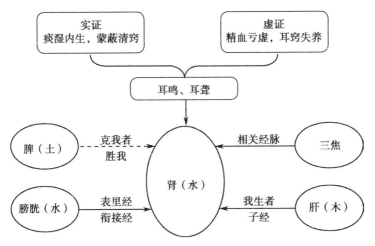

图3-21 耳鸣耳聋的病因病机及相关脏腑经脉关系

二、主要治疗方案及操作

根据"虚补实泻、抑强扶弱"的治疗原则，痰蒙清窍者为实证，泻胆经，抑"克我者"胃经、三焦经；肾精亏虚者属虚证，扶本经肾经，调三焦经及子经胆经。选穴采用辨证与辨经相结合，加局部选穴的治疗原则。

1. 实证

（1）**治则**：实则泻之。

（2）**治法**：疏风泻火，豁痰开窍。

（3）**选经**：胆经、三焦经、胃经。

（4）**选穴**：听会、翳风、中渚、侠溪、太冲、丘墟、丰隆、内庭。

（5）**操作**

【针刺】听会、翳风用平补平泻法；中渚、侠溪、太冲、丘墟、内庭针用捻转泻法；丰隆用提插泻法。

【艾灸】听会、翳风可用麦粒灸，每次灸30分钟。

（6）**方义**：手足少阳经脉均绕行于耳之前后，取听会、翳风、中渚、侠溪，可疏导少阳经气；取太冲、丘墟可清子经肝、胆之火；取内庭、丰隆可泻"克我者"胃经之痰热。

2. 虚证

（1）**治则**：虚则补之。

（2）**治法**：补益肾精，止鸣复聪。

（3）**选经：** 肾经、胆经、三焦经。

（4）**选穴：** 听会、翳风、中渚、侠溪、肾俞、关元、太溪。

（5）**操作**

【针刺】听会、翳风、中渚、侠溪用平补平泻法；太溪用捻转补法；肾俞、关元用提插补法。

【艾灸】肾俞、关元可用温针灸、灸盒灸、艾条灸。每穴10～15分钟。

（6）**方义：** 听会、翳风、中渚、侠溪方义同前。取关元、肾俞、太溪以培肾固本，调补肾气，共奏止鸣复聪之效。

典型验案 ....

张某某，女，30岁。引产后突发性耳鸣耳聋1个月余。症状：听力减退伴耳道堵塞感，自觉耳鸣，反复发作，伴头晕、失眠。查体：面色少华，忧郁面容，形体消瘦，听力较大程度减退，舌红，苔少，脉细弱。诊断：突发性耳鸣耳聋。针取听会、翳风、中渚、侠溪、肾俞、关元、太溪。听会、翳风、中渚、侠溪用平补平泻法，太溪用捻转补法，肾俞、关元用提插补法。留针30分钟，施加灸法。治疗5次后症状有所好转，治疗25次后听力基本恢复，耳鸣消失。

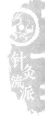

按语 ....

1. 引起耳鸣、耳聋的原因十分复杂，在治疗中应明确诊断，配合原发病的治疗。

2. 针灸治疗耳鸣、耳聋有一定疗效，对神经性耳鸣、耳聋效果较好，但对鼓膜损伤致听力完全丧失者疗效不佳。

3. 患者在日常生活中应做到避免劳倦，节制房事，调适情绪，保持耳道清洁。

◆ 第二十二节　小儿发热

一、对疾病的认识

▶ 视频 1 ┃ 刘氏小儿推拿治疗发热

小儿发热是小儿时期极为常见的一种症状，以体温异常升高（超过 37.5℃）为主症。常因外感风寒、风热，伤食等因素诱发或加重，易反复发作。发热常常作为一个症状，表现于西医学的肺炎、化脓性扁桃体炎、手足口病、病毒性脑膜炎等疾病中。

1. 脏腑经脉关系

肺属金，本经即肺经；"生我者"土也，脾，相关经脉为脾经；"我生者"水也，肾，相关经脉为肾经；"克我者"火也，心，相关经脉为心经；"我克者"木也，肝，相关经脉为肝经；"子母经"为肾经与脾经，"衔接经"为胆经与大肠经，"同名经"为脾经，"表里经"为大肠经。

胃属土，本经即胃经；"生我者"火也，小肠，相关经脉为小肠经；"我生者"金也，大肠，相关经脉为大肠经；"克我者"木也，胆，相关经脉为胆经；"我克者"水也，膀胱，相关经脉为膀胱经；"子母经"为大肠经与小肠经，"衔接经"为大肠经与脾经，"同名经"为大肠经，"表里经"为脾经。

肾属水，本经即肾经；"生我者"金也，肺，相关经脉为肺经；"我生者"木也，肝，相关经脉为肝经；"克我者"土也，脾，相关经脉为脾经；"我克者"火也，心，相关经脉为心经；"子母经"为肝经与肺经，"衔接经"为膀胱经与心包经，"同名经"为心经，"表里经"为膀胱经。

肺、胃和肾为小儿发热的主要相关脏腑。肺经、胃经、肾经，以及心经、肝经、大肠经为主要相关经脉。

2. 病因病机

本病病位在肺、胃、肾，无论是肺、胃、肾本身原因还是其他脏腑或经络病变影响小儿体温调节中枢，均可导致小儿发热。外感发热、肺胃实热和阴虚内热为导致小儿发热的主要病因（图3-22）。

病因病机主要包括以下几方面：

（1）外感发热：小儿体质虚弱，抗邪能力不足，冷热不知自调，家长护理不周，易为外邪所侵，邪气侵袭体表，卫阳被遏而致发热。

（2）肺胃实热：外感失治或误治，以致热邪由表入里，或寒邪入里化热，或乳食内伤，而致肺胃壅实，郁而化热。

（3）阴虚内热：小儿体质素弱，先天不足，或后天营养失调，或久病伤阴而致肺肾不足，阴液亏损，日久发热。

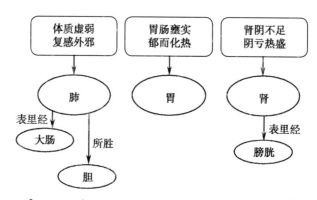

图 3-22 │ 小儿发热的病因病机及相关脏腑经脉关系

二、主要治疗方案及操作

本病病位主要在肺，与胃、肾关系密切，肺卫不和、肺胃壅实，或肺肾阴虚为本病病机。根据"虚补实泻、抑强扶弱"的治疗原则，外感发热、肺胃实热为实证，实则泻其子，温寒清热，即泻本经肺经子穴、表里经大肠经子穴，扶我"所胜"肝经、胆经。阴虚内热为虚证，虚则补其母，扶阴为重，抑制"克我"之经，扶助相表里之经，补本经肺经母穴、母经脾经母穴，子经肾经母穴，泻"胜我"经心经、小肠经、三焦经，扶助表里经、衔接经大肠经。

1. 外感发热

（1）**治则：** 实则泻其子，清热散寒。

（2）**治法：** 解表宣肺，散寒或清热。

（3）**选经：** 取肺经，相表里经大肠经，泻"子经"膀胱经，扶"所胜"胆经、"胜我"三焦经。

（4）**选穴：**风池、大椎、列缺、合谷、外关、风门、肺俞。

（5）**操作**

【针刺】大椎、合谷用提插捻转泻法；风池、外关平补平泻；列缺斜刺，捻转泻法；风门、肺俞用捻转泻法。

【艾灸】风池、大椎、合谷、外关、风门、肺俞可用温针灸、灸盒灸、艾条灸。每穴 10～15 分钟。

【推拿】常例（开天门、推坎宫、推太阳、掐总筋、分手阴阳）加倍，推五经（主清肺经，次清脾经，再清肝经，稍清心经，略补肾经），主推三关，配退六腑，掐二扇门，拿风池，捏脊，拿按肩井。

（6）**方义：**肺为华盖，风寒之邪侵袭，首犯肺表，故取大椎、外关、风池疏风祛邪解表。列缺为肺经络穴，合谷为其"相表里经"大肠经原穴，二者为原络配穴，能解表清热。泻子经膀胱经之风门、肺俞，取"所胜"胆经之风池，"胜我"三焦经外关加强宣肺解表作用。

2. **肺胃实热**

（1）**治则：**实则泻其子，热者寒之。

（2）**治法：**清泻肺胃实热。

（3）**选经：**取肺经，相表里经大肠经，扶"所胜"胆经、"胜我"三焦经。

（4）**选穴：**风池、大椎、列缺、合谷、外关、曲池、尺泽。

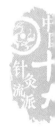

（5）操作

【针刺】大椎、合谷用提插捻转泻法；风池、外关平补平泻；列缺斜刺，捻转泻法；曲池、尺泽用提插捻转泻法。

【推拿】常例（开天门、推坎宫、推太阳、掐总筋、分手阴阳）加倍，推五经（主清脾经，次清肺经，再清肝经，稍清心经，略补肾经），主退六腑，配推三关，清大肠、后溪，水底捞明月，大推天河水，推脊，拿按肩井。

（6）方义： 肺为华盖，风热之邪侵袭，首犯肺表，故取大椎、外关、风池疏风祛邪解表。列缺为肺经络穴，合谷为其"相表里经"大肠经原穴，二者为原络配穴，能解表清热。泻子经膀胱经之风门、肺俞，"所胜"胆经之风池，"胜我"三焦经外关加强宣肺解表作用。

3. 阴虚内热

（1）治则： 虚则补其母，扶阴为重。

（2）治法： 滋阴清热。

（3）选经： 取本经肺经、肾经，肺经母经"胃经"，肾经"相表里经"膀胱经及肾经"同名经"三焦经。

（4）选穴： 风池、大椎、列缺、合谷、外关、内劳宫、涌泉、肺俞、足三里。

（5）操作

【针刺】风池、大椎、合谷、外关用提插捻转平补平泻法；列缺斜刺，捻转平补平泻法；内劳宫、涌泉、肺俞、足三里用提插捻转补法。

【推拿】常例（开天门、推坎宫、推太阳、掐总筋、分手阴阳）加倍，推五经（主补肾经，次补肺经，再补脾经，稍清肝经，略清心经），揉二人上马，大推天河水，揉中脘（补中法），按揉内劳宫、涌泉、足三里，拿按肩井。

（6）方义： 风池、大椎、列缺、合谷、外关方义同前。取肾经穴涌泉，"克我经"三焦经穴内劳宫，二者合用，以引火下行、清退虚热；取胃下合穴足三里健脾和胃，取肾经相表里经膀胱经之肺俞助邪驱散。

🔍 典型验案

刘某某，女，3岁。发热6小时。查体：面色通红，测腋温39.1℃，舌红少津，苔薄白，脉浮数。诊断：小儿发热。予以开天门、推坎宫、推太阳、掐总筋、分手阴阳，推五经（主清肺经，次清脾经，再清肝经，稍清心经，略补肾经），主推三关90次，配退六腑30次，清天河水、打马过天河、掐揉二扇门，拿风池，捏脊，拿按肩井。治疗后复测体温37.8℃，观察3天，体温波动在37.3～37.8℃，期间未予任何药物治疗。

💬 按语

1. 针灸推拿，尤其小儿推拿治疗小儿发热有显著疗效，往往针推治疗1次或数次即有明显效果，但小儿反复发热需坚持治

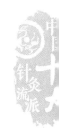

疗才能取得较好的远期疗效。

2. 饮食调理、生活规律和精神调节对退热具有重要意义。饮食宜定时，勿过饥、过饱，忌食生冷、刺激性食物，保持心情舒畅。

3. 小儿发热有时可见于肺炎、化脓性扁桃体炎、手足口病、病毒性脑膜炎等疾病中，须注意鉴别，以免延误病情。

4. 小儿反复高热，持续不退者，易造成脑细胞不可逆损伤，须注意及时控制体温，以免造成严重后果。

◆ 第二十三节　小儿咳嗽

一、对疾病的认识　▶ 视频 2 │ 刘氏小儿推拿治疗咳嗽

小儿咳嗽，是小儿时期常见的一种肺系疾病，以咳嗽为主症。常因外感风寒、风热，内生痰热、痰湿等因素诱发或加重，易反复发作，常作为一个症状表现于气管炎、支气管炎、肺炎、肺结核等疾病中。

1. 脏腑经脉关系

肺属金，本经即肺经；"生我者"土也，脾，相关经脉为脾经；"我生者"水也，肾，相关经脉为肾经；"克我者"火也，心，相关经脉为心经；"我克者"木也，肝，相关经脉为肝经；"子母经"为肾经与脾经，"衔接经"为胆经与大肠经，"同名经"为脾经，"表里经"为大肠经。

脾、肾亦与小儿咳嗽的发生关系密切。肺脾气虚和肺肾阴虚亦可引起小儿咳嗽。可见，肺、脾、肾是小儿咳嗽的主要相关脏腑，"克我者"心经、"表里经"大肠经为小儿咳嗽的主要相关经脉。

2. 病因病机

本病病位在肺，无论是肺脏本身原因还是其他脏腑或经络病变影响到肺脏，均可导致小儿咳嗽。基本病机是肺失宣肃，肺气上逆。外感风寒、风热，肺脾虚弱为导致小儿咳嗽的主要病因（图3-23）。

病因病机主要包括以下几方面：

（1）感受外邪：风邪致病，首犯肺卫，肺受邪侵，壅阻肺络，气机不宣，清肃失司，肺气上逆，而致咳嗽。风为百病之长，他邪易随风侵入人体。风寒肃肺，肺气失宣；风热犯肺，肺失清肃，咳嗽不止。

（2）痰热蕴肺：外感之后，邪热稽留，内侵肺脏。肺气失宣，水湿凝聚成痰，痰湿内生；或素有食积内热、心肝火热，痰与邪热互结，阻于气道，肺失清肃，咳嗽痰多。

（3）痰湿蕴肺：小儿脾常不足，易为乳食、生冷所伤，致脾失健运，不能运化水湿而生痰浊，上贮于肺，肺失宣降，而致咳嗽。

（4）肺脾气虚：小儿素体虚弱，或咳嗽经久不愈耗伤正气，致肺气亏虚，运化失司，痰液内生，蕴于肺络，久咳不止。

（5）肺阴亏虚： 小儿肺脏娇弱，或咳嗽经久不愈，正虚邪恋，热伤肺津，阴津受损，阴虚生热，或阴虚生燥，损伤肺络，久咳不止。

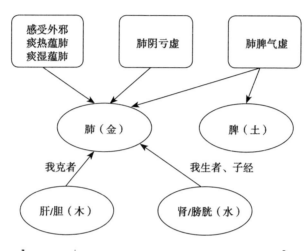

图 3-23 | 小儿咳嗽的病因病机及相关脏腑经脉关系

二、主要治疗方案及操作

本病病位在肺，肺失宣肃，肺气上逆为本病病机。根据"虚补实泻、抑强扶弱、清热温寒"的治疗原则，风寒咳嗽、风热咳嗽、痰热咳嗽、痰湿咳嗽为实证，实则泻其子，温寒清热，扶助"我克"之经，泻本经肺经子穴、子经大肠经子穴，扶我"所胜"肝经、胆经。气虚咳嗽、阴虚咳嗽为虚证，虚则补其母，抑制"克我"之经，扶助相表里之经，补本经肺经母穴、母经脾经母穴，泻"胜我"经心经、小肠经，扶助表里经、衔接经大肠经。

1. 风寒咳嗽

（1）**治则：** 实则泻其子，寒则温之。

（2）**治法：** 疏风散寒，宣肺止咳。

（3）**选经：** 取本经肺经，相表里经大肠经，子经膀胱经。

（4）**选穴：** 肺俞、中府、列缺、太渊、风门、合谷。

（5）**操作**

【针刺】中府斜刺不宜行针；肺俞、风门、太渊用平补平泻法；合谷用泻法；列缺斜刺用捻转平补平泻法。

【艾灸】肺俞、合谷、风门可用温针灸、灸盒灸、艾条灸。每穴 10～15 分钟。列缺、太渊可用麦粒灸 3～5 分钟。

【推拿】常例（开天门、推坎宫、推太阳、掐总筋、分手阴阳）加倍，推五经（主清肺经，次清肝经，再清脾经，清后加补，稍清心经，略补肾经），主推三关，配退六腑，推胸法、推背法，掐二扇门，拿风池，拿按肩井。

（6）**方义：** 咳嗽病变在肺，取肺经中府、太渊、列缺，中府为肺经募穴，太渊为肺经原穴，列缺为肺经络穴，与相表里经之大肠经原穴合谷配伍，取其子经膀胱经肺俞（亦是肺经背俞穴），俞募配穴，原络配穴，可驱邪化痰，宣肺止咳。

2. 风热咳嗽

（1）**治则：** 实则泻其子，热者寒之。

（2）**治法：** 疏风解热，宣肺止咳。

（3）**选经**：取本经肺经，相表里经大肠经，子经膀胱经。

（4）**选穴**：肺俞、风门、中府、列缺、太渊、大椎、曲池、尺泽。

（5）**操作**

【针刺】中府斜刺不宜行针；肺俞、风门、太渊用平补平泻法；列缺斜刺用捻转平补平泻法；大椎、曲池、尺泽用提插捻转泻法。

【推拿】常例（开天门、推坎宫、推太阳、掐总筋、分手阴阳）加倍，推五经（主清肺经，次清肝经，再清脾经，清后加补，稍清心经，略补肾经），主推三关，配退六腑，清天河水，推胸法、推背法、拿按肩井。

（6）**方义**：咳嗽病变在肺，取肺经中府、太渊、列缺，中府为肺经募穴，太渊为肺经原穴，列缺为肺经络穴，取其相表里经大肠经曲池、合谷（大肠经络穴），取其子经膀胱经风门穴、肺俞（亦是肺经背俞穴），俞募配穴，原络配穴，可疏风清热，宣肺止咳。

3. 痰热咳嗽

（1）**治则**：实则泻其子，热者寒之。

（2）**治法**：清肺化痰止咳。

（3）**选经**：取肺经，"相表里经"大肠经，"生我者"胃经。

（4）**选穴**：肺俞、中府、列缺、太渊、大椎、曲池、丰隆。

（5）操作

【针刺】中府斜刺不宜行针；肺俞、太渊、丰隆用平补平泻法；列缺斜刺用捻转平补平泻法；大椎、曲池用提插捻转泻法。

【推拿】常例（开天门、推坎宫、推太阳、掐总筋、分手阴阳）加倍，推五经（主清肺经，次清肝经，再清脾经，清后加补，稍清心经，略补肾经），主退六腑、配推三关，清天河水，推胸法、推背法，按揉乳旁、乳根、天突、丰隆，拿按肩井。

（6）方义：咳嗽病变在肺，取肺经中府、太渊、列缺，中府为肺经募穴，太渊为肺经原穴，列缺为肺经络穴，背俞穴肺俞，取其相表里经大肠经曲池，取其母经胃经丰隆，俞募配穴，原络配穴，可清热化痰，宣肺止咳。

4. 痰湿咳嗽

（1）治则：实则泻其子，寒者热之。

（2）治法：燥湿化痰止咳。

（3）选经：取肺经，"生我者"胃经。

（4）选穴：肺俞、中府、列缺、太渊、足三里、丰隆。

（5）操作

【针刺】中府斜刺不宜行针；肺俞、太渊、丰隆用平补平泻法；列缺斜刺用捻转平补平泻法；足三里用提插捻转补法。

【艾灸】肺俞、足三里、丰隆可用温针灸、灸盒灸、艾条灸；中府可用灸盒灸、艾条灸；列缺、太渊可用麦粒灸3~5分钟。

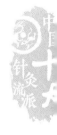

【推拿】常例（开天门、推坎宫、推太阳、掐总筋、分手阴阳）加倍，推五经（主清肺经，次清肝经，再清脾经，清后加补，稍清心经，略补肾经），主退六腑、配推三关，推胸法、推背法，按揉乳旁、乳根、天突、丰隆，拿按肩井。

（6）**方义：**咳嗽病变在肺，取肺经中府、太渊、列缺，中府为肺经募穴，太渊为肺经原穴，列缺为肺经络穴，背俞穴肺俞，取其母经胃经足三里、丰隆，可燥湿化痰止咳。

5. 气虚咳嗽

（1）**治则：**虚则补其母。

（2）**治法：**健脾补肺，益气化痰。

（3）**选经：**取本经肺经，"我生经"膀胱经，"生我经"脾经、胃经。

（4）**选穴：**肺俞、中府、列缺、太渊、脾俞、足三里。

（5）**操作**

【针刺】中府斜刺不宜行针；肺俞、脾俞、足三里用提插捻转补法；列缺斜刺用捻转平补平泻法；太渊用平补平泻法。

【艾灸】肺俞、足三里、脾俞可用温针灸、灸盒灸、艾条灸；中府可用灸盒灸、艾条灸；列缺、太渊可用麦粒灸 3~5分钟。

【推拿】常例同上，推五经（主补肺经，次补脾经，再清肝经，稍清心经，略补肾经），推胸法、推背法，揉中脘（安中调中法），按揉足三里、肺俞、脾俞，拿按肩井。

（6）**方义：**咳嗽病变在肺，取肺经中府、太渊、列缺，中府为肺经募穴，太渊为肺经原穴，列缺为肺经络穴，背俞穴肺俞，咳嗽日久伤其根源，故补其母经胃经足三里、脾经背俞穴脾俞健脾补肺，益气止咳。

6. 阴虚咳嗽

（1）**治则：**虚则补其母，扶阴为重。

（2）**治法：**养阴润肺，兼清余热。

（3）**选经：**取本经肺经，"我生经"膀胱经、肾经。

（4）**选穴：**肺俞、中府、列缺、太渊、肾俞、膏肓、太溪。

（5）**操作**

【针刺】中府斜刺不宜行针；肾俞、肺俞、膏肓用提插捻转补法；列缺斜刺、太溪直刺，用捻转平补平泻法；太渊用平补平泻手法。

【推拿】常例同上，推五经（主补肺经，次补肾经，再补脾经，稍清肝经，略清心经），揉二人上马，推胸法、推背法、揉中脘（安中调中法），按揉足三里、肺俞、肾俞，拿按肩井。

（6）**方义：**咳嗽病变在肺，取肺经中府、太渊、列缺，中府为肺经募穴，太渊为肺经原穴，列缺为肺经络穴，背俞穴肺俞，咳嗽日久伤阴，故扶"所生经"肾经之太溪、膏肓，肾经背俞穴肾俞补肺益肾，润燥止咳。

典型验案 ....

　　李某某，女，2岁。咳嗽4天。患儿4天前洗澡后开始咳嗽、鼻塞、流清涕，喉中痰鸣，纳食减少，夜寐不安。家长喂服止咳糖浆无效。现症见：咳嗽有痰，鼻塞、流清涕，纳差，夜寐差，大小便可。查体：咽部稍红，肺部呼吸音粗糙，指纹色红。诊断：小儿咳嗽（风寒咳嗽）。治疗如下：常例（开天门、推坎宫、推太阳、掐总筋、分手阴阳），推五经（主清肺经，次清肝经，再清脾经，清后加补，稍清心经，略补肾经），主推三关，配退六腑，揉迎香、揉乳根、揉乳旁、推胸法、推背法，掐二扇门，拿风池，拿按肩井。每日1次，治疗2次后诸症好转，5次后症状消失。

按语 ....

　　1. 针灸推拿，尤其小儿推拿治疗小儿咳嗽有显著疗效，往往针推治疗1次或数次即有明显效果，但小儿反复咳嗽需坚持治疗才能取得较好的远期疗效。

　　2. 饮食调理、生活规律和精神调节对小儿咳嗽具有重要意义。饮食宜定时，勿过饥、过饱，忌食生冷、刺激性食物，保持心情舒畅。

　　3. 小儿咳嗽有时可见于气管炎、支气管炎、肺炎、肺结核等疾病中，须注意鉴别，以免延误病情。

　　4. 小儿反复咳嗽，时断时续者，易影响睡眠，造成生长发育障碍，须注意及时治疗，以免造成严重后果。

✧ 第二十四节　小儿呕吐

一、对疾病的认识

视频 3 ｜ 刘氏小儿推拿治疗呕吐

呕吐是因胃失和降，气逆于上，以致乳食由胃中上逆经口而出的一种病证。古人将有声有物谓之呕，有物无声谓之吐，有声无物谓之哕。因呕与吐常同时出现，故多称呕吐。呕吐可见于西医学多种疾病的发生发展过程中，如消化功能紊乱、急慢性胃炎、消化性溃疡、胆囊炎、胰腺炎、胆道蛔虫、急性阑尾炎、肠梗阻、幽门痉挛、先天性肥厚性幽门狭窄等。小儿呕吐常多由于消化功能紊乱所致。

1. 脏腑经脉关系

本病病位在胃，胃属土，本经即胃经；"生我者"火也，小肠，相关经脉为小肠经；"我生者"金也，大肠，相关经脉为大肠经；"克我者"木也，胆，相关经脉为胆经；"我克者"水也，膀胱，相关经脉为膀胱经；"子母经"为大肠经与小肠经，"衔接经"为大肠经与脾经，"同名经"为大肠经，"表里经"为脾经。

肝气犯胃和脾胃虚弱亦可导致呕吐，肝和脾亦与呕吐的发生关系密切。可见，胃、肝和脾是呕吐的主要相关脏腑；本经胃经、"克我者"肝经、"表里经"脾经以及"子经""衔接经"和"同名经"之大肠经，为呕吐的主要相关经脉。

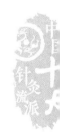

2. 病因病机

本病病位在胃，无论是胃腑本身原因还是其他脏腑或经络病变影响到胃腑，均可导致呕吐。基本病机是胃失和降，气机上逆（图3-24）。

具体病因病机主要包括以下几方面：

（1）外邪犯胃：感受风、寒、暑、湿、燥、火六淫之邪，或秽浊之气，侵犯胃腑，胃失和降之常，水谷随逆气上出，发生呕吐。其中以外感风寒、暑湿犯胃所致者最为常见。

（2）乳食积滞：小儿胃小而弱，容物不多，功能不足，且小儿乳食不知自节，若喂养不当，乳食过多，或进食过急，咀嚼不充分，较大儿童恣食肥甘厚味、生冷刺激食物，使乳食停滞，蓄积中焦，脾胃失健，气机升降失调，胃气上逆则生呕吐。

（3）肝气犯胃：情志失和，或遭受打骂，郁怒忧虑，均可致肝气郁结，横逆犯胃，胃失和降，气逆于上而呕吐。亦可因肝胆郁热，热邪犯胃，致突发呕吐。

（4）脾胃虚寒：素体不足，或劳倦过度，或饮食所伤，或过服寒凉药物，或久病脾胃受损，或肾阳不足，火不暖土，以致脾胃虚弱，中焦虚寒，中阳不运，胃气失和，升降不利而呕吐。

（5）胃中积热：胃为阳土，性喜清凉，若小儿过食辛热、膏粱厚味，或乳食积滞化热，热积胃中，或感受暑湿热邪，蕴结胃中，胃热气逆而发呕吐。或因乳母喜食辛辣炙煿之品，乳汁蕴热，儿食母乳后，致热积于胃，浊热犯胃则呕吐。

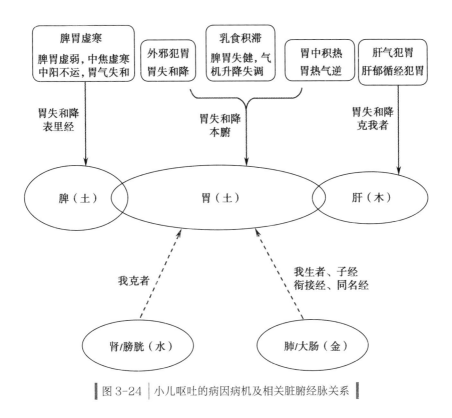

图 3-24 ｜ 小儿呕吐的病因病机及相关脏腑经脉关系

二、主要治疗方案及操作

根据"虚补实泻、抑强扶弱"的治疗原则，外邪犯胃、乳食积滞、胃中积热与肝气犯胃为实证，泻本经胃经，泻子经大肠经、肺经，扶所胜之肾经、膀胱经，调克我之肝经；脾胃虚寒为虚证，补本经胃经，泻胜我之肝经、胆经，扶助表里经、衔接经脾经。选穴采用辨证与辨经相结合，加局部选穴的原则。

1. 外邪犯胃

（1）治则： 实则泻其子。

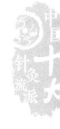

（2）**治法**：疏风散寒，化湿和中。

（3）**选经**：本经胃经，子经大肠经，我克经膀胱经。

（4）**选穴**：足三里、梁丘、中脘、内关、厉兑、商阳、曲池、胃俞。

（5）**操作**

【针刺】足三里、梁丘、中脘、内关用平补平泻；厉兑、商阳采用点刺泻法；曲池用提插泻法；胃俞施平补平泻。

【艾灸】足三里、梁丘、中脘、胃俞可用温针灸、灸盒灸、艾条灸。每穴10～15分钟。厉兑、商阳可用麦粒灸3～5分钟。

【推拿】常例开窍，补脾经300次，清肝经250次，清心经100次，清肺经200次，补肾经200次，清大肠经、清后溪各60次，推六腑60次（热为主），推三关90次（寒为主），揉中脘300次，按揉足三里90次，按肩井2～3次关窍。

（6）**方义**：取本腑募穴中脘、下合穴足三里、胃经郄穴梁丘，募郄配伍，疏通经络，和胃止痛。内关为八脉交会穴之一，通阴维脉，善治心、胸、胃疾。泻本经子穴（金）厉兑、子经及同名经大肠经子穴（金）商阳及合穴曲池，实则泻其子。胃俞施平补平泻，以扶"我克"经。

2. **乳食积滞**

（1）**治则**：实则泻其子，滞以导之。

（2）**治法**：消食导滞，和中降逆。

（3）**选经**：本经胃经，表里经脾经，子经与同名经大肠经。

（4）**选穴：** 足三里、梁丘、中脘、内关、公孙、厉兑、商阳、曲池、天枢。

（5）**操作**

【针刺】足三里、梁丘、中脘、内关用平补平泻；公孙、厉兑、商阳采用捻转泻法；曲池、天枢用提插泻法。

【艾灸】足三里、梁丘、中脘用隔物灸 2～3 分钟。

【推拿】常例开窍。清脾经 300 次，后补脾经 100 次（补与清的次数比为 1:3），清肝经 250 次，补肾经 200 次，分腹部阴阳 20 次，清大肠 150 次，推六腑 90 次，揉中脘（消导法）300 次，掐四横纹 4～5 遍，揉按足三里 100 次，揉脐 150 次，捏脊 5～8 遍，按肩井 2～3 次关窍。

（6）**方义：** 足三里、梁丘、中脘、内关方义同前。脾经与胃经互为表里，为胃经"衔接经"，足太阴脾经之络穴公孙，沟通表里两经，又为八脉交会穴，通冲脉，主治"冲脉为病，逆气里急"。公孙配内关可调畅气机，理气降逆。胃以通降为顺，食积则滞，厉兑为本经子穴（金），大肠经为其子经及同名经，泻子穴（金）商阳、合穴曲池、募穴天枢，实则泻其子，疏通肠腑有利于胃滞消导。

3. **肝气犯胃**

（1）**治则：** 抑强扶弱，泻木助土。

（2）**治法：** 疏肝和胃，和中降逆。

（3）**选经：** 本经胃经，克我之肝经，肝经之子经心经。

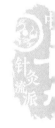

（4）**选穴：** 足三里、梁丘、中脘、内关、太冲、行间、期门、少府，劳宫。

（5）**操作**

【针刺】足三里施提插补法；梁丘、中脘、内关提插捻转平补平泻；行间、期门、少府、劳宫、太冲施捻转泻法。

【艾灸】足三里、梁丘、中脘、内关施温和灸 2～3 分钟。

【推拿】常例开窍。补脾经 350 次，清肝经 400 次，补肺经 300 次，补肾经 300 次，推三关 90 次，揉外劳宫 150 次，揉中脘、足三里各 200 次。按肩井 2～3 次关窍。

（6）**方义：** 足三里、梁丘、中脘、内关方义同前。肝经挟胃，肝气易于循经犯胃，取肝经之太冲，旨在疏肝理气，调和肝胃。泻"克我"经肝经行间、期门、太冲，防肝气太过而克土。泻肝经之子经心经穴少府、心包经穴劳宫，旨在实则泻其子，伐减太过之肝气。

4. 脾胃虚寒

（1）**治则：** 虚则补其母，温阳为重。

（2）**治法：** 补益脾胃，温中和逆。

（3）**选经：** 本经胃经，表里经脾经，我克经膀胱经，克我经肝经。

（4）**选穴：** 足三里、梁丘、中脘、内关、脾俞、胃俞、解溪、大都、太白、期门、太冲。

（5）操作

【针刺】足三里、梁丘、中脘、内关施以提插捻转补法；脾俞、胃俞、解溪、大都、太白施以捻转补法；期门、太冲施以捻转泻法。

【艾灸】足三里、梁丘、中脘、内关施以温针灸；脾俞、胃俞、解溪、大都、太白，施以麦粒灸3~5分钟。期门、太冲不灸。

【推拿】常例开窍。补脾经400次，清肝经250次，补心经300次，后清心经100次（清与补的次数比为1:3），补肺经200次，补肾经350次，推大肠120次，揉外劳宫150次，掐四横纹3~5遍，按揉足三里60次，揉中脘300次，揉脐100次，捏脊5~8遍，按肩井2~3次关窍。

（6）**方义**：足三里、梁丘、中脘、内关方义同前。补胃经母穴解溪（火）、脾经母穴（火）大都，虚则补其母，补益脾胃。取背俞穴脾俞、胃俞，取中脘、胃俞俞募相配，补益脾胃。泻"克我"经肝经期门、太冲，防其乘虚而克土。

5. 胃中积热

（1）**治则**：实则泻其子。

（2）**治法**：清热和胃，降逆止呕。

（3）**选经**：本经胃经，表里经脾经，同名经大肠经。

（4）**选穴**：足三里、梁丘、中脘、内关、公孙、厉兑、商阳、曲池、天枢。

（5）操作

【针刺】足三里、梁丘、中脘、内关用平补平泻；公孙、厉兑、商阳、曲池、天枢采用泻法。得气即出，不留针。

【推拿】常例开窍。清脾经 300 次，后补脾经 100 次（补与清的次数比为 1:3），清肝经 250 次，补肾经 200 次，分腹部阴阳 20 次，清大肠 150 次，推六腑 90 次，揉中脘（消导法）300 次，掐四横纹 4~5 遍，揉按足三里 100 次，揉脐 150 次，捏脊 5~8 遍，按肩井 2~3 次关窍。

（6）方义：取胃之募穴中脘、下合穴足三里、郄穴梁丘，募郄配伍。脾经与胃经互为表里，为胃经"衔接经"，足太阴脾经之络穴公孙，沟通表里两经，又为八脉交会穴，通冲脉，主治"冲脉为病，逆气里急"。公孙配内关可调畅气机，理气降逆。胃以通降为顺，厉兑为本经子穴（金），大肠经为其子经及同名经，泻子穴（金）商阳、合穴曲池、募穴天枢，实则泻其子，清胃中积热。

📖 **典型验案** ━━━━━━━━━━━━━━━━━━━━━━━━━━━━

张某某，女，4 岁。反复呕吐 6 小时。患儿饭后吃了三片冰西瓜，半小时后开始呕吐，共呕吐胃内容物 3 次，神疲乏力。查体：面白，舌淡红，苔白，脉浮紧。诊断：小儿呕吐（外邪犯胃）。推拿处方：常例开窍，补脾经 300 次，清肝经 250 次，清心经 100 次，清肺经 200 次，补肾经 200 次，清大肠经、清后溪各 60 次，推六腑 30 次，推三关 90 次，揉中脘 300 次，按揉足三里 90 次，按肩井 2～3 次关窍。足三里、中脘、胃俞温和灸。每穴 10～15 分钟。治疗 1 次后，患儿症状消失。

💬 **按语**

1. 呕吐严重时可使患儿处于呼吸暂停的窒息状态，如护理不当，呕吐物吸入，尚可继发吸入性肺炎等。反复呕吐可导致脱水、酸中毒等，此时应配合西医药进行综合治疗。

2. 饮食节制，冷热适度。

3. 避免感受风寒外邪。

◆ 第二十五节　小儿厌食

一、对疾病的认识

 ▶ 视频 4 ｜ 刘氏小儿推拿治疗厌食 ｜

小儿厌食是小儿时期常见的一种脾胃病证，以较长时期厌恶进食、食量减少为主症，常因饮食不节、喂养不当、先天不足、后天失调等因素引起或加重，易反复发作。古代文献所论"恶食""不思食""不嗜食"等病证与本病主症相似。本病相当于西医学的厌食症。

1. 脏腑经脉关系

脾胃属土，本经即脾经、胃经；"生我者"火也，心与小肠，相关经脉为心经、小肠经；"我生者"金也，肺与大肠，相关经脉为肺经、大肠经；"克我者"木也，肝与胆，相关经脉为

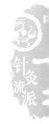

肝经、胆经；"我克者"水也，肾与膀胱，相关经脉为肾经、膀胱经；"子母经"为大肠经与小肠经，胃经"衔接经"为大肠经与脾经，脾经"衔接经"为胃经与心经，胃经"同名经"为大肠经，脾经"同名经"为肺经，脾经与胃经互为"表里经"。

肝旺脾虚亦可导致小儿厌食，肝亦与小儿厌食的发生关系密切。可见，肝、脾、胃是小儿厌食的主要相关脏腑。本经脾、胃经、"克我者"肝经、胆经，脾、胃经互为表里，"子经""衔接经"和"同名经"之大肠经、肺经，为小儿厌食的主要相关经脉。

2. 病因病机

本病病位在脾胃，无论是脾胃本身原因还是其他脏腑或经络病变影响到脾胃，均可导致小儿厌食。基本病机是脾失健运，胃不受纳。脾失健运、脾胃气虚、胃阴不足、肝郁脾虚为导致小儿厌食的主要病因（图 3-25）。

病因病机主要包括以下几方面：

（1）脾失健运： 小儿脾常不足，饮食不知自节，挑食、偏食，好吃零食，食不按时，饥饱不一，或家长缺少正确的喂养知识，婴儿期喂养不当，乳食品种调配、变更失宜，或纵儿所好，杂食乱投，甚至滥进补品，均易于损伤脾胃，脾失健运，胃不受纳，而成厌食。

（2）脾胃气虚： 小儿若先天禀赋不足，后天失于调养；或罹患他病伤及脾胃，恢复期未能及时调治；或因病而过用苦寒、误用攻伐，损伤脾胃；或厌食日久，由脾之运化功能减退发展至脾胃虚损，皆导致脾胃气虚，运化无力，受纳无权，产生厌食。

（3）**胃阴不足：**湿热病后，阴津耗伤；或因病过用温燥药物治疗，耗伤胃阴；或过食炙烤辛辣之品、滥用温补药物，损伤脾胃阴津；或小儿素体阴虚，胃阴亏虚，不能濡润滋养，受纳运化失职，失其散精之能，以致食欲下降、纳化无力，不思乳食。

（4）**肝郁脾虚：**小儿肝常有余，或平素过食辛辣烤炙之品，肝火旺盛，反乘脾土，致脾虚失运，不欲饮食。

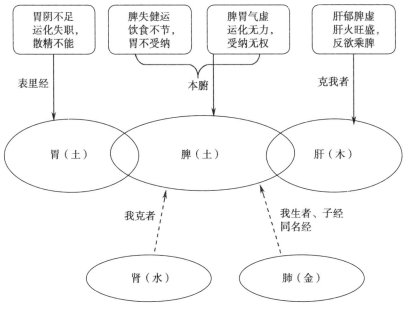

图 3-25 │ 小儿厌食的病因病机及相关脏腑经脉关系

二、主要治疗方案及操作

本病病位在脾胃，脾失健运，胃不受纳为本病病机。根据"虚补实泻、抑强扶弱"的治疗原则，脾失健运、脾胃气虚、胃阴不足为虚证，虚则补其母，抑制"克我"之经，扶助相表里之经，补本经脾经、胃经母穴、母经小肠经、三焦经、心经、心包经穴，泻"胜我"经肝经、胆经，扶助表里之经。

1. 脾失健运

（1）治则： 虚则补其母。

（2）治法： 调和脾胃，运脾开胃。

（3）选经： 取脾经及其"表里经"胃经；补其母经，即小肠经、三焦经、心经、心包经之穴位；泻"克我"经肝经，防其乘虚而胜，使土更虚。

（4）选穴： 中脘、建里、足三里、梁门、内关、公孙、太冲、太白。

（5）操作

【针刺】足三里施提插补法；中脘、建里、梁门、内关、公孙提插捻转平补平泻；太冲施捻转泻法；太白用补法。

【艾灸】足三里、梁门、中脘、建里、内关施温和灸 2 ~ 3 分钟。

【推拿】常例（开天门、推坎宫、推太阳、掐总筋、分手阴阳），推五经（主补脾经，次补心经，补后加清，再清肝经，略补肾经），掐按四横纹，运板门，摩腹，揉中脘（安中调中法），按揉足三里、公孙、太冲、太白，捏脊，拿按肩井。

（6）方义： 取本腑募穴中脘、下合穴足三里，建里、梁门疏调脘腹经气，以助胃纳脾运。内关为八脉交会穴之一，通阴维脉，善治心、胸、胃疾。脾经与胃经互为表里，为胃经"衔接经"，足太阴脾经之络穴公孙，沟通表里两经，又为八脉交会穴，通冲脉，主治"冲脉为病，逆气里急"。公孙配内关可调畅气机，运脾和胃，补本经母穴（土）太白，虚则补其母。太冲施捻转泻法，以抑"克我"经。

2. 脾胃气虚

（1）治则： 虚则补其母。

（2）治法： 健脾益气，佐以助运。

（3）选经： 取脾经及其"表里经"胃经；补其母经，即小肠经、三焦经、心经、心包经之穴位。

（4）选穴： 中脘、建里、足三里、梁门、内关、公孙、脾俞、胃俞。

（5）操作

【针刺】足三里、脾俞、胃俞施提插补法；中脘、建里、梁门、内关、公孙提插捻转平补平泻。

【艾灸】足三里、梁门、中脘、建里、内关、脾俞、胃俞施温和灸2~3分钟。

【推拿】常例（开天门、推坎宫、推太阳、掐总筋、分手阴阳），推五经（主补脾经，次补心经，补后加清，再清肝经，略补肾经），掐按四横纹，运板门，摩腹，揉中脘（补中法），按揉足三里、脾俞、胃俞，捏脊，拿按肩井。

（6）方义： 足三里、梁门、中脘、建里、内关、公孙方义同

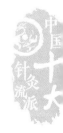

前。脾俞为脾经背俞穴，胃俞为"相表里经"以及"衔接经"背俞穴，二者相配能补中益气，使脾运胃和，饮食如常。

3. 胃阴不足

（1）治则： 虚则补其母。

（2）治法： 滋脾养胃，佐以助运。

（3）选经： 取脾经及其"表里经"胃经；补其母经，即小肠经、三焦经、心经、心包经之穴位；扶"我胜"之肾经、膀胱经穴位。

（4）选穴： 中脘、建里、足三里、梁门、三阴交、内庭、太溪。

（5）操作

【针刺】足三里施提插补法；中脘、建里、梁门、三阴交、内庭、太溪提插捻转平补平泻。

【推拿】常例（开天门、推坎宫、推太阳、掐总筋、分手阴阳），推五经（主补脾经，次补心经，补后加清，再清肝经，略补肾经），运板门，摩腹，揉中脘（补中法），按揉足三里、太溪、三阴交、内庭，捏脊，拿按肩井。

（6）方义： 足三里、梁门、中脘、建里方义同前。三阴交为脾经、肾经、肝经交会穴，内庭为胃经之荥穴（水），主清热，太溪为"我胜"之经肾经穴，三者相配能养阴清热，益胃生津。

4. 肝旺脾虚

（1）治则： 虚则补其母，佐以平肝。

（2）治法： 滋脾养胃，佐以助运。

（3）选经： 取脾经及其"表里经"胃经；补其母经，即小肠经、三焦经、心经、心包经之穴位；泻"克我"经即肝经，防其乘虚而胜，使土更虚。

（4）选穴： 中脘、建里、足三里、梁门、内关、公孙、太冲、太白、脾俞。

（5）操作

【针刺】足三里、脾俞施提插补法；中脘、建里、梁门、内关、公孙提插捻转平补平泻；太冲施捻转泻法；太白施捻转补法。

【推拿】常例（开天门、推坎宫、推太阳、掐总筋、分手阴阳），推五经（主补脾经，次清肝经，再清心经，稍清肺经，略补肾经），运板门，摩腹，揉中脘（补中法），按揉足三里、太白、太冲、脾俞，捏脊，拿按肩井。

（6）方义： 取本腑募穴中脘、下合穴足三里，建里、梁门疏调脘腹经气，以助胃纳脾运。内关为八脉交会穴之一，通阴维脉，善治心、胸、胃疾。脾经与胃经互为表里，为胃经"衔接经"，足太阴脾经之络穴公孙，沟通表里两经，又为八脉交会穴，通冲脉，主治"冲脉为病，逆气里急"。公孙配内关可调畅气机，运脾和胃。补本经之穴太白（土）、本经背俞穴脾俞，虚

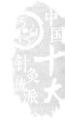

则补其母。太冲施捻转泻法，以抑"克我"经。

🔍 **典型验案** ....

　　江某某，男，4岁。三餐纳食较少1年余。症状：纳差，不欲饮食，多食即易呕吐，大便软，不成形。查体：面白少华，形体瘦弱，舌淡红，苔薄白，脉细弱。诊断：小儿厌食（脾胃气虚）。推拿治疗：常例（开天门、推坎宫、推太阳、掐总筋、分手阴阳），推五经（主补脾经，次补心经，补后加清，再清肝经，略补肾经），掐按四横纹，运板门，摩腹，揉中脘（补中法），按揉足三里、脾俞、胃俞，捏脊，拿按肩井。足三里、中脘、脾俞、胃俞施温和灸。每天一次，治疗2天后配合针刺四缝穴。共治疗5天，患儿食欲增强，食量增加，大便成形，无呕吐。

💬 **按语** ....

　　1. 针灸推拿，尤其小儿推拿治疗小儿厌食有显著疗效，往往针推治疗1次或数次即有明显效果，但长时间小儿厌食需坚持治疗才能取得较好的远期疗效。

　　2. 饮食调理、生活规律和精神调节对小儿厌食的康复具有重要意义。饮食宜定时，勿过饥、过饱，忌食生冷、刺激性食物，保持心情舒畅。

　　3. 小儿厌食有时可见于消化系统疾病如胃肠炎、肝炎和全身性疾病如贫血、结核病、锌缺乏、维生素 A 或 D 中毒等，须注意鉴别，以免延误病情。

4. 小儿厌食病程较长者，易转为疳积，须注意及时治疗，以免造成严重后果。

❖ 第二十六节　小儿腹泻

一、对疾病的认识

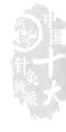 视频5 │ 刘氏小儿推拿治疗泄泻 │

小儿腹泻，是小儿常见疾病之一，以大便次数增多和变稀为主症，常因饮食不当、受寒、感热等因素诱发或加重，易反复发作。古代文献中"飧泄""濡泄"与本病主症相似。小儿腹泻相当于西医学的小儿腹泻病，常常作为一个症状，表现于西医学的急慢性肠炎、肠结核、胃肠功能紊乱、肠易激综合征、慢性非特异性溃疡性结肠炎等疾病中。

1. 脏腑经脉关系

大肠属金，本经即大肠经；"生我者"土也，胃，相关经脉为胃经；"我生者"水也，膀胱，相关经脉为膀胱经；"克我者"火也，小肠，相关经脉为小肠经；"我克者"木也，胆，相关经脉为胆经；"子母经"为膀胱经与胃经，"衔接经"为肺经与胃经，"同名经"为胃经，"表里经"为肺经。

脾胃虚弱亦可导致小儿腹泻，脾、胃亦与小儿腹泻发生的关系密切。可见，脾、胃、大肠为小儿腹泻的主要相关脏腑。脾经、胃经、本经大肠经、"克我者"小肠经、"表里经"肺经、"子经"膀胱经、"衔接经"肺经，为小儿腹泻的主要相关经脉。

2. 病因病机

本病病位在大肠，无论是大肠本身原因还是其他脏腑或经络病变影响到大肠，均可导致小儿腹泻。基本病机是脾虚湿盛，肠道失司。感受外邪、内伤饮食、脾胃虚弱为导致小儿腹泻的主要病因（图 3-26）。

病因病机主要包括以下几方面：

（1）感受外邪： 小儿脏腑娇嫩，肌肤薄弱，冷暖不知自调，易为外邪侵袭而发病。外感风、寒、暑、湿、热邪均可致泻，唯无燥邪致泻之说，盖因脾喜燥而恶湿，其他外邪则常与湿邪相合而致泻。由于气候的因素，一般冬春多为风寒（湿）致泻，夏秋多暑湿（热）致泻。小儿暴泻以湿热泻最为多见。

（2）内伤饮食： 小儿脾常不足，运化力弱，饮食不知自节，若调护失宜，乳哺不当，饮食失节或不洁，过食生冷瓜果或不消化食物，皆能损伤脾胃，而发生泄泻。

（3）脾胃虚弱： 先天禀赋不足，后天调护失宜，或久病迁延不愈，皆可导致脾胃虚弱。胃弱则腐熟失职，脾虚则运化失常，因而水反为湿，谷反为滞，清浊不分，合污而下，而成脾虚泻。亦有暴泻实证，失治误治，迁延不愈，损伤脾胃，而由实证转为虚证泄泻者。

（4）脾肾阳虚： 脾虚致泻者，一般先耗脾气，继伤脾阳，日久则脾损及肾，造成脾肾阳虚。肾阳不足，火不暖土，阴寒内盛，水谷不化，并走肠间，而致澄彻清冷、洞泄而下的脾肾阳虚泻。

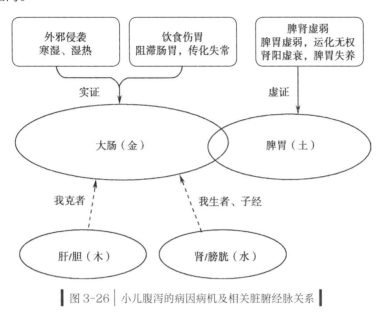

图 3-26 │ 小儿腹泻的病因病机及相关脏腑经脉关系

二、主要治疗方案及操作

本病病位在大肠，脾虚湿盛，肠道失司为本病病机。根据"虚补实泻、抑强扶弱、清热温寒"的治疗原则，风寒泻、湿热泻、伤食泻为实证，实则泻其子，扶助"我克"之经，即泻本经大肠经子穴、子经膀胱经、肾经子穴，扶我"所胜"肝经、胆经。脾虚泻、脾肾阳虚泻为虚证，虚则补其母，抑制"克我"之经，扶助相表里之经，补本经大肠经母穴、母经胃经、脾经穴，泻"胜我"经心经、小肠经，扶助表里经、衔接经胃经、肺经。

1. 风寒泻

（1）治则： 实则泻其子，寒则温之。

（2）治法： 疏风散寒，化湿和中。

（3）选经： 取大肠经子经膀胱经，其母经脾胃经。

（4）选穴： 天枢、神阙、大肠俞、上巨虚、三阴交、脾俞、阴陵泉。

（5）操作

【针刺】天枢、大肠俞用提插捻转泻法；上巨虚、三阴交、脾俞、阴陵泉用平补平泻法。

【艾灸】神阙用隔盐灸；天枢、大肠俞、上巨虚、三阴交、脾俞、阴陵泉可用温针灸、灸盒灸、艾条灸。每穴 10~15 分钟。

【推拿】常例（开天门、推坎宫、推太阳、掐按总筋、分手阴阳），推五经（主补脾经，次清肝经，再补肺经，略补肾经），清大肠，摩腹，揉中脘（安中调中法），按揉龟尾，推上七节，按揉足三里，捏脊，拿按肩井。

（6）方义： 本病病位在大肠，故取大肠募穴天枢、背俞穴大肠俞而成俞募配穴，与大肠之下合穴上巨虚合用，调理肠腑而止泻。神阙居中腹，内连肠腑，无论急、慢性泄泻，用之皆宜。脾经为大肠经母经，取脾经三阴交、阴陵泉以及脾经背俞穴脾俞以健脾化湿。诸穴合用，标本兼治，泄泻自止。

2. 湿热泻

（1）**治则：**实则泻其子，热则寒之。

（2）**治法：**清肠泄热，化湿止泻。

（3）**选经：**大肠经及其子经膀胱经，母经脾胃经。

（4）**选穴：**天枢、神阙、大肠俞、上巨虚、三阴交、合谷、下巨虚。

（5）**操作**

【针刺】天枢、下巨虚、上巨虚、合谷用提插捻转泻法；大肠俞、三阴交用平补平泻法。

【推拿】常例（开天门、推坎宫、推太阳、掐按总筋、分手阴阳），推五经（用清四补一法），清大肠、后溪，推六腑，摩腹揉脐，揉中脘（安中调中法），拿肚角，按揉龟尾，推上七节，按揉足三里，捏脊，拿按肩井。

（6）**方义：**天枢、神阙、大肠俞、上巨虚、三阴交同前。合谷为大肠经原穴，能清热利湿；下巨虚为母经足阳明胃经腧穴，二者同用能清利湿热而止泻。

3. 伤食泻

（1）**治则：**实则泻其子，滞以导之。

（2）**治法：**运脾和胃，消食化滞。

（3）**选经：**大肠经子经膀胱经，"生我经"脾胃经。

（4）**选穴：**天枢、神阙、大肠俞、上巨虚、三阴交、中脘、

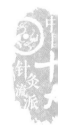

建里、足三里。

（5）操作

【针刺】天枢、上巨虚用提插泻法；大肠俞、三阴交、中脘、建里、足三里用平补平泻法。

【推拿】常例（开天门、推坎宫、推太阳、掐按总筋、分手阴阳），推五经（用清四补一法），清大肠，运板门，摩腹揉脐，揉中脘（消导法），拿肚角，按揉龟尾，推上七节，按揉足三里，捏脊，拿按肩井。

（6）方义：天枢、神阙、大肠俞、上巨虚、三阴交同前。胃的下合穴足三里、募穴中脘，以及胃腑邻近穴建里，消食导滞。诸穴同用，泄泻自止。

4. 脾虚泻

（1）治则：虚则补其母。

（2）治法：健脾益气，助运止泻。

（3）选经：补大肠经之"生我经"脾胃经。

（4）选穴：天枢、神阙、中脘、大肠俞、上巨虚、三阴交、脾俞。

（5）操作

【针刺】天枢、上巨虚、大肠俞、脾俞、中脘用提插补法；三阴交用平补平泻法。

【艾灸】神阙用隔盐灸；天枢、大肠俞、上巨虚、三阴交、脾俞可用温针灸、灸盒灸、艾条灸。每穴 10 ~ 15 分钟。

【推拿】常例（开天门、推坎宫、推太阳、掐按总筋、分手阴阳），推五经（用补三抑一法），清大肠，运板门，摩腹揉脐，揉中脘（补中法），揉按气海、关元，拿肚角，按揉龟尾，推上七节，按揉足三里，捏脊，拿按肩井。

（6）**方义：** 天枢、神阙、大肠俞、上巨虚、三阴交同前。脾经为大肠经母经，取脾经背俞穴脾俞以健脾化湿。诸穴合用，标本兼治，泄泻自止。

5. 脾肾阳虚泻

（1）**治则：** 虚则补其母，温阳为重。

（2）**治法：** 温补脾肾，固涩止泻。

（3）**选经：** 大肠经，"生我经"脾经，"我生经"肾经。

（4）**选穴：** 天枢、神阙、中脘、大肠俞、上巨虚、三阴交、脾俞、肾俞、命门、关元。

（5）**操作**

【针刺】天枢、上巨虚、大肠俞、脾俞、肾俞、命门、中脘、关元用提插补法；三阴交用平补平泻法。

【艾灸】神阙、关元用隔盐灸或隔附子灸；天枢、大肠俞、上巨虚、三阴交、脾俞、肾俞、命门可用温针灸、灸盒灸、艾条灸。每穴 10 ~ 15 分钟。

【推拿】常例（开天门、推坎宫、推太阳、掐按总筋、分手

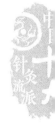

阴阳），推五经（用补三抑一法），清大肠，运板门，摩腹揉脐，揉中脘（补中法），揉按气海、关元，拿肚角，按揉龟尾，推上七节，按揉足三里，揉按脾俞、肾俞、命门，捏脊，拿按肩井。

（6）方义： 天枢、神阙、大肠俞、上巨虚、三阴交同前。脾经为大肠经母经，取脾经背俞穴脾俞以健脾化湿。取"我生经"肾经背俞穴肾俞，以及命门、关元温肾固本。诸穴合用，标本兼治，泄泻自止。

📖 典型验案

赵某某，女，2岁。反复腹泻3个月。症状：大便稀薄，每日排便3~6次，每遇饮食不当腹泻更甚，纳呆。查体：面色苍白，形体消瘦，苔薄白，脉缓弱。诊断：小儿腹泻（脾虚泻）。常例（开天门、推坎宫、推太阳、掐按总筋、分手阴阳），推五经（用补三抑一法），清大肠，运板门，摩腹揉脐，揉中脘（补中法），揉按气海、关元，拿肚角，按揉龟尾，推上七节，按揉足三里，捏脊，拿按肩井。神阙用隔盐灸，天枢、大肠俞、上巨虚、三阴交、脾俞用艾条灸，每穴10~15分钟。经上述推拿治疗4次，大便、饮食正常，改为隔日治疗1次，治疗3次，痊愈。

💬 按语

1.针灸推拿，尤其小儿推拿治疗小儿腹泻有显著疗效，往往针推治疗 1 次或数次即有明显效果，但长时间小儿腹泻需坚持治疗才能取得较好的远期疗效。

2. 饮食调理、生活规律和精神调节对小儿腹泻的康复具有重要意义。饮食宜定时，勿过饥、过饱，忌食生冷、刺激性食物，保持心情舒畅。

3. 小儿腹泻有时可见于消化系统疾病如急慢性胃肠炎、肠结核、胃肠功能紊乱、肠易激综合征、慢性非特异性溃疡性结肠炎等，须注意鉴别，以免延误病情。

4. 小儿腹泻病程较长者，易造成脱水以及电解质紊乱，须注意及时治疗，以免造成严重后果。

◆ 第二十七节　小儿便秘

一、对疾病的认识

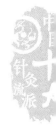

视频 6 │ 刘氏小儿推拿治疗便秘

便秘是儿科临床中常见的病证，以大便秘结不通或排便时间延长为其主要表现，便秘亦称"便闭""秘结""大便不通"，有时单独出现，有时继发于其他疾病。由于病因病机不同，临床常分为虚秘、实秘两类，前者多因气血虚弱，津液不足，后者则多因燥结气滞而成。

1. 脏腑经脉关系

本病病位在大肠，临床表现以大便秘结不通为主症，主要脏腑责之于大肠。大肠属金，本经即大肠经；"生我者"土也，

277

胃，相关经脉为胃经；"我生者"水也，膀胱，相关经脉为膀胱经；"克我者"火也，小肠，相关经脉为小肠经；"我克者"木也，胆，相关经脉为胆经；"子母经"为膀胱经与胃经，"衔接经"为肺经与胃经，"同名经"为胃经，"表里经"为肺经。

饮食伤脾胃和小肠分清泌浊失常亦可导致便秘，脾、胃和小肠亦与便秘的发生关系密切。可见，大肠、脾、胃和小肠是便秘的主要相关脏腑。大肠经、脾经、胃经和小肠经以及大肠经之"衔接经"和"表里经"肺经，为便秘的主要相关经脉。

2. 病因病机

本病病位在大肠，无论是大肠本身原因还是其他脏腑或经络病变影响到大肠，均可导致便秘。基本病机是大肠传导功能失常，粪便在肠道停留过久（图3-27）。

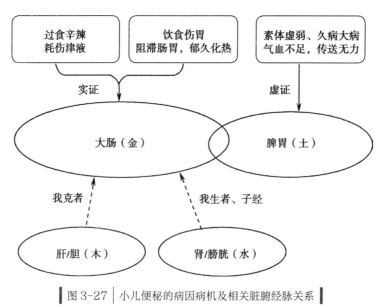

图3-27 小儿便秘的病因病机及相关脏腑经脉关系

具体病因病机主要包括以下几方面：

（1）**实秘：** 饮食不节，食物停滞，气滞不行，郁久化热，或因过食辛辣厚味，以致胃肠积热，伤津耗液。

（2）**虚秘：** 素体虚弱，或久病之后，气血不足，气虚则大肠传送无力，血虚则津液无以滋润大肠，肠道干涩，以致大便排出困难。

二、主要治疗方案及操作

根据"虚补实泻、抑强扶弱"的治疗原则，辨证为实证，实则泻其子，扶助"我克"之经，即泻本经大肠经子穴、子经膀胱经子穴，扶我"所胜"胆经。辨证为虚证，虚则补其母，抑制"克我"之经，扶助相表里之经，补本经大肠经母穴、母经胃经母穴，泻"胜我"经小肠经和三焦经。选穴采用辨证与辨经相结合，加局部选穴的原则。

1. 实秘

（1）**治则：** 实则泻其子。

（2）**治法：** 行气导滞，清热通便。

（3）**选经：** 取大肠经，泻其表里经肺经、所生经胃经，泻"我克"之经肝经。

（4）**选穴：** 天枢、支沟、曲池、内庭、太冲。

（5）**操作**

【针刺】天枢、支沟、曲池、内庭、太冲用提插泻法。

【推拿】常例。清脾经 400 次，清肝经 300 次，清肺经 200 次，清心经 150 次，补肾经 300 次。清大肠 250 次，推六腑 90 次，推腹法（消导法）60 次，揉脐、摩腹各 100 次，揉龟尾 80 次，推下七节 60 次，推背法，按肩井 3 次。

（6）方义

针灸方义： 天枢乃大肠募穴，疏通大肠腑气，腑气通则传导功能复常。支沟宣通三焦气机，三焦气顺则腑气通调。曲池清泄大肠热邪。内庭乃胃经荥穴，宣散肠胃积热。太冲能清肝经热邪，防止邪火伤津。

推拿方义： 推五经清脾、肝、心、肺经以清泻脏腑之实热，补肾经以滋阴润燥；清大肠、六腑，消食导滞法，揉脐、龟尾，摩腹，推下七节合用，以清理肠腑积热，导滞通便；推背法宣肺以助大肠。若身热、烦躁加清天河水，水底捞明月；若小便短黄加清后溪。

2. 虚秘

（1）**治则：** 虚则补其母。

（2）**治法：** 益气养血，滋阴润燥。

（3）**选经：** 补大肠经母经胃经；抑制"克我"之经三焦经。

（4）**选穴：** 大肠俞、天枢、支沟、上巨虚、足三里、神阙。

（5）操作

【针刺】大肠俞、天枢、足三里、上巨虚用提插补法；支沟用泻法。

【艾灸】天枢、大肠俞、足三里可用温针灸、灸盒灸、艾条灸，每穴 10~15 分钟；神阙隔盐灸 3~5 分钟。

【推拿】常例，补脾经 400 次，清肝经 200 次，补肺经 350 次，补肾经 300 次，摩腹 60 次，推腹法（补中法）60 次，揉脐、丹田各 100 次，揉龟尾 80 次，按揉足三里 80 次，捏脊 5~8 遍，按肩井 2~3 次。

（6）方义

针灸方义：大肠俞乃大肠腑气转输之处，配其募穴天枢，调理气血，疏通腑气。支沟宣导三焦气机，通调腑气。上巨虚是大肠下合穴，有"合治内腑"之意，调理腑气，恢复大肠传导功能。足三里通调胃肠道气机，配合艾灸神阙能益气养血，滋阴润燥而通便。

推拿方义：补脾、肺、肾经以益气养血，滋阴润燥；清肝经以疏肝理脾；摩腹，揉脐、龟尾以理肠通便；推腹补中法、丹田、足三里、捏脊以健脾气，温阳调中，强壮身体。

典型验案

李某某，男，3 岁。大便干结 1 个月余。症状：大便干结，呈坚硬球状，上附有新鲜血迹，4~5 天一行，小便短赤，腹部胀痛，纳食减少，口干口臭。查体：手足心热，腹部轻压痛，舌红少津，脉滑数。诊断：小儿便秘（实秘）。推拿治疗：常例，清脾经 400 次，清肝经 300 次，清肺经 200 次，清心经 150 次，补肾经 300 次。清大肠 250 次，推六腑 90 次，推腹法（消

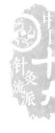

导法) 60 次，揉脐、摩腹各 100 次，揉龟尾 80 次，推下七节 60 次，推背法，按肩井 3 次。每日 1 次，连续推拿 3 天后大便呈条状，坚硬，继续推拿 3 次后大便成形，质软，无血迹，小便短赤、手足心热、口干口臭等症状消失，纳食增加。半个月后随访大便正常未复发。

💬 **按语**

1. 培养按时排便的习惯。

2. 饮食调理、生活规律对便秘的改善具有重要意义，宜食富含纤维素的蔬菜。

3. 脾胃虚弱少食而便少者，应注意扶助胃气

◆ 第二十八节　小儿疳证

一、对疾病的认识

疳证是由于喂养不当，或因多种疾病的影响，导致脾胃受损，气液耗伤而形成的一种小儿慢性病证。临床以形体消瘦，面黄发枯，精神萎靡或烦躁，饮食异常，大便不调为特征。本病相当于西医学慢性营养缺乏症（营养不良），也包括由此引起的多种维生素缺乏症。

1. 脏腑经脉关系

本病病位在脾胃，临床以形体消瘦，面黄发枯，精神萎靡或

烦躁，饮食异常，大便不调为主症，主要脏腑责之于脾胃。脾、胃属土，本经即脾经、胃经；"生我者"火也，心与小肠，相关经脉为心经、小肠经；"我生者"金也，肺与大肠，相关经脉为肺经、大肠经；"克我者"木也，肝与胆，相关经脉为肝经、胆经；"我克者"水也，肾与膀胱，相关经脉为肾经、膀胱经；"子母经"为小肠经与大肠经、心经与肺经，"衔接经"为大肠经与脾经、心经与胃经，"同名经"为大肠经、肺经。

本经脾经、胃经，"克我者"肝经以及"子经""衔接经"和"同名经"之大肠经，为疳证的主要相关经脉。

2. 病因病机

本病病位在脾胃，无论是脾胃本身原因还是其他脏腑或经络病变影响到脾胃腑，均可导致疳积。基本病机是脾胃虚损，津液消亡（图3-28）。

具体病因病机主要包括以下几方面：

（1）**喂养不当：**乳食失节，饥饱无度，过食肥甘厚腻之品，生冷不洁之物，以致食积内停，积久成疳。

（2）**疾病伤脾：**小儿长期患病，反复感染，或经常呕吐，慢性腹泻，或时行热病，病后失调，津液受伤，均导致脾胃虚弱，化生不足，气血俱虚，阴液消耗，久则致成疳证。

（3）**禀赋不足：**先天禀赋不足，脾胃功能薄弱，运化不健，水谷精微摄取不足，形成疳证。

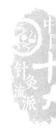

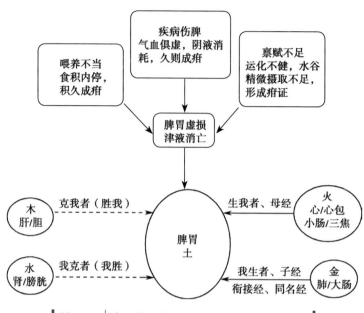

图 3-28 | 小儿疳证的病因病机及相关脏腑经脉关系

二、主要治疗方案及操作

根据"虚补实泻、抑强扶弱"的治疗原则,喂养不当为实证,泻本经胃经,泻子经大肠经、肺经,扶所胜之肾经、膀胱经,调克我之肝经;疾病伤脾、禀赋不足为虚证,补本经脾经、胃经,泻胜我之肝经、胆经。选穴采用辨证与辨经相结合,加局部选穴的原则。

1. 喂养不当

(1)**治则:** 抑强扶弱。

(2)**治法:** 健脾和胃。

(3)**选经:** 本经脾经、胃经,"我克"之膀胱经。

（4）选穴：四缝、中脘、足三里、脾俞、胃俞。

（5）操作

【针刺】四缝在严格消毒后用三棱针点刺，挤出少量黄水或乳白色黏液；余穴平补平泻。

【艾灸】中脘、足三里、脾俞、胃俞可用温针灸、灸盒灸、艾条灸2~3分钟。

【推拿】常例开窍。清脾经300次，后补脾经100次（补与清的次数比为1:3），清肝经250次，补肾经200次，分腹部阴阳20次，清大肠150次，推六腑90次，揉中脘（消导法）300次，掐四横纹4~5遍，揉按足三里100次，揉脐150次，捏脊5~8遍，按肩井2~3次关窍。

（6）方义：四缝是治疗疳积的经验效穴，中脘为胃之募腑会穴，足三里是胃之合穴，合脾胃之背俞穴起到健运脾胃、通调腑气、理气消疳的功效。

2. 疾病伤脾

（1）治则：补虚泻实。

（2）治法：健脾和胃，化积消疳。

（3）选经：本经胃经、脾经，"我克"之膀胱经。

（4）选穴：四缝、中脘、足三里、脾俞、天枢、三阴交。

（5）操作

【针刺】四缝在严格消毒后用三棱针点刺，挤出少量黄水或

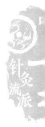

乳白色黏液；天枢用平补平泻；中脘、足三里、脾俞、三阴交用补法。

【艾灸】足三里、脾俞、天枢、中脘穴用隔物灸2~3分钟。

【推拿】常例开窍。补脾经400次，清肝经250次，补心经300次，后清心经100次（清与补的次数比为1:3），补肺经200次，补肾经350次，推大肠120次，揉外劳宫150次，掐四横纹3~5遍，按揉足三里60次，揉中脘300次，揉脐100次，捏脊5~8遍，按肩井2~3次关窍。

（6）**方义：**四缝是治疗疳积的经验效穴，中脘为胃之募腑会穴，合脾之背俞穴起到健运脾胃、通调腑气、理气消疳的功效。天枢为大肠募穴，足三里为胃之合穴，合用能通调肠道，健脾和胃以消积滞。

3. 禀赋不足

（1）**治则：**虚则补其母。

（2）**治法：**健运脾胃，补益气血。

（3）**选经：**本经胃经、脾经，克我经肝经。

（4）**选穴：**四缝、中脘、梁丘、足三里、解溪、脾俞、胃俞、太白，大都、太冲。

（5）**操作**

【针刺】四缝在严格消毒后用三棱针点刺，挤出少量黄水或乳白色黏液；足三里、解溪、梁丘、中脘、脾俞、胃俞、大都、太白用补法；太冲用泻法，得气即出，不留针。

【艾灸】足三里、梁丘、中脘施以温针灸；脾俞、胃俞、解溪、大都、太白施以麦粒灸 3～5 分钟。期门、太冲不灸。

【推拿】常例开窍。补脾经 400 次，清肝经 250 次，补心经 300 次，后清心经 100 次（清与补的次数比为 1:3），补肺经 200 次，补肾经 350 次，推大肠 120 次，揉外劳宫 150 次，掐四横纹 3～5 遍，按揉足三里 60 次，揉中脘 300 次，揉脐 100 次，捏脊 5～8 遍，按肩井 2～3 次关窍。

（6）**方义**：四缝是治疗疳积的经验效穴，取胃之募穴中脘、下合穴足三里、胃经郄穴梁丘，募郄配伍，疏通经络，健脾和胃。补胃经母穴解溪（火）、脾经母穴（火）大都，虚则补其母，补益脾胃。取背俞穴脾俞、胃俞，取中脘、胃俞，俞募相配，补益脾胃。泻"克我"经即肝经太冲，防其乘虚而克土。

🔍 **典型验案** ....

刘某某，女，5 个月。面黄肌瘦 3 个月余。症状：面黄肌瘦，困倦喜卧，纳食不佳，腹部胀满，大便不调。查体：精神不振，面黄肌瘦，肌肉松弛，目无光彩，舌淡苔腻，脉濡细滑。诊断：小儿疳证。点刺四缝穴挤出少量黄水或乳白色黏液；推拿治疗常例开窍，补脾经 400 次，清肝经 250 次，补心经 300 次，后清心经 100 次（清与补的次数比为 1:3），补肺经 200 次，补肾经 350 次，推大肠 120 次，揉外劳宫 150 次，掐四横纹 3～5 遍，按揉足三里 60 次，揉中脘 300 次，揉脐 100 次，捏脊 5～8 遍，按肩井 2～3 次关窍。每日推拿治疗 1 次，经 10 次治疗后

患儿症状明显改善，随访 1 个月，患儿诸症消除，健康成长。

按语

1. 针灸治疗对疳证疗效较好。

2. 挑四缝之前，应严格消毒，针挑选点要准，手法要快，不能留针。患儿被挑疼痛，易哭闹乱动，家长应事先做好安抚工作，方能使操作顺利进行。24 小时内嘱患儿勿玩泥沙、污物及金属玩具，以免感染。如发现包扎松散，应重新消毒包扎。

3. 治疗后应注意饮食调理，鱼肉以清蒸为宜，易于消化；多吃新鲜蔬菜、水果，保证充足的睡眠，经常进行户外活动，多晒太阳，增强体质。

❖ 第二十九节　小儿遗尿

一、对疾病的认识

遗尿又称遗溺，指睡眠中不能自行控制而排尿的病证。3 周岁以下小儿遗尿者，属正常生理现象。本病证主要由肾气不足、膀胱失司所致，也可由脾肺气虚、水道失约或不良习惯引起。

1. 脏腑经脉关系

本病病位在肾、膀胱，临床表现以睡眠中不能自行控制而排尿为主症，主要脏腑责之于肾与膀胱。肾、膀胱属水，本经即肾经、膀胱经；"生我者"金也，肺与大肠，相关经脉为肺经、大肠经；"我生者"木也，肝与胆，相关经脉为肝经、胆经；"克我者"土也，脾与胃，相关经脉为脾经、胃经；"我克者"火也，心与小肠，相关经脉为心经、小肠经；"子母经"为肝经与肺经，"衔接经"为膀胱经与心包经、小肠经与肾经，"同名经"为心经、小肠经，"表里经"为膀胱经。

肺脾气虚和肝经湿热亦可导致遗尿，肝、脾、肺亦与遗尿的发生关系密切。可见，肾、膀胱、肝、肺和脾是遗尿的主要相关脏腑；本经肾经、膀胱经，"克我者"脾经、"子母经"肺经、肝经，为遗尿的主要相关经脉。

2. 病因病机

本病病位在肾与膀胱，无论是肾与膀胱本身原因还是其他脏腑或经络病变影响到肾与膀胱，均可导致遗尿（图3-29）。

具体病因病机主要包括以下几方面：

（1）**肾气不足：**肾为先天之本，主司二便；膀胱主藏尿液，与肾相表里。小便的贮藏和排泄为膀胱气化功能所司约，而膀胱气化功能的正常发挥又依赖于肾的开阖功能来调节。若小儿先天禀赋不足，后天病后失调，肾气不足，下元虚寒，膀胱气化功能失调而致遗尿。

（2）**肺脾气虚：**肺为水上之源，有通调水道、下输膀胱的作用，脾主运化水湿而能制水，肺脾功能正常，方能维持机体水液的正常输布和排泄。若喂养不当，营养不良，或屡罹外感，咳喘频发，或病后失调，致肺脾气虚，则水道制约无权，而见遗尿。

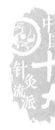

（3）肝经湿热：肝主疏泄，肝之经脉循阴器，抵少腹，若因湿热之邪蕴于肝经，致肝失疏泄，或湿热下注，移热于膀胱，致膀胱开合失司而遗尿。

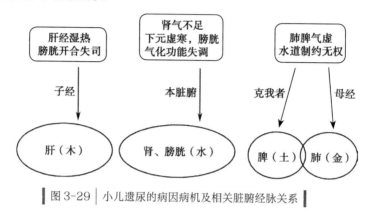

图 3-29 小儿遗尿的病因病机及相关脏腑经脉关系

二、主要治疗方案及操作

根据"虚补实泻、抑强扶弱"的治疗原则，肝经湿热为实证，泻本经膀胱经，泻子经肝经，扶我"所胜"心经，调"克我"之脾经；肾气不足、肺脾气虚为虚证，补本经肾经，抑制"克我"之经脾经，扶助母经肺经和表里经、衔接经膀胱经。选穴采用辨证与辨经相结合，加局部选穴的原则。

1. 肾气不足

（1）治则：虚则补其母，温补为重。

（2）治法：温肾固摄。

（3）选经：本经肾经，子经肝经，克我之脾经。

（4）选穴：中极、关元、膀胱俞、三阴交、气海、肾俞。

（5）操作

【针刺】中极、关元、膀胱俞、三阴交、气海、肾俞用补法。

【艾灸】关元、肾俞可用温针灸、灸盒灸、艾条灸，或隔附子饼灸 2～3 分钟。

【推拿】常例开窍。补脾经 350 次，清肝经 250 次，补肺经 350 次，补肾经 400 次，推三关 90 次，揉外劳宫 150 次，推揉丹田（先揉丹田 400 次，再从丹田穴起向上直推至脐 200 次），按肩井 2～3 次关窍。

（6）**方义：** 中极、膀胱俞分别是膀胱的募穴和俞穴，合而为用属俞募配穴，可调理膀胱，以助对尿液的约束能力。关元、三阴交为足三阴经交会穴，疏调肝、脾、肾而止遗尿。气海、肾俞以补肾培元。

2. 肺脾气虚

（1）**治则：** 虚则补其母，温补为重。

（2）**治法：** 温补肺脾，收涩固脱。

（3）**选经：** 母经肺经，克我之脾经，子经肝经。

（4）**选穴：** 中极、关元、膀胱俞、三阴交、肺俞、脾俞、足三里。

（5）操作

【针刺】中极、关元、三阴交、足三里用提插补法；膀胱俞、肺俞、脾俞采用捻转补法。

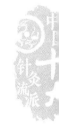

【艾灸】关元、肾俞可用温针灸、灸盒灸、艾条灸，或隔附子饼灸 2～3 分钟。

【推拿】常例开窍。补脾经 350 次，清肝经 250 次，补肺经 350 次，补肾经 300 次，推三关 90 次，揉外劳宫 150 次，推揉丹田（先揉丹田 400 次，再从丹田穴起向上直推至脐 200 次），按肩井 2～3 次关窍。

（6）**方义**：中极、膀胱俞分别是膀胱的募穴和俞穴，合而为用属俞募配穴，可调理膀胱，以助对尿液的约束能力。关元、三阴交为足三阴经交会穴，疏调肝、脾、肾而止遗尿。肺俞、脾俞、足三里补肺脾之气。

3. 肝经湿热

（1）**治则**：实则泻其子。

（2）**治法**：清肝泻热，化湿止遗。

（3）**选经**：子经肝经，克我之脾经。

（4）**选穴**：中极、关元、膀胱俞、三阴交、曲骨、阴陵泉。

（5）**操作**

【针刺】泻法，得气即出，不留针。

【艾灸】关元、膀胱俞可用温针灸、灸盒灸、艾条灸，或隔附子饼灸 2～3 分钟。

【推拿】常例开窍。补脾经 350 次，清肝经 400 次，补肺经 300 次，补肾经 300 次，推三关 90 次，揉外劳宫 150 次，推揉丹田（先揉丹田 400 次，再从丹田穴起向上直推至脐 200

次），按肩井 2~3 次关窍。

（6）**方义：**中极、膀胱俞分别是膀胱的募穴和俞穴，合而为用属俞募配穴，可调理膀胱，以助对尿液的约束能力。关元、三阴交为足三阴经交会穴，疏调肝、脾、肾而止遗尿。肝经与任脉交曲骨，曲骨、阴陵泉清利湿热，调理膀胱。

典型验案

程某某，女，5 岁。遗尿 2 年余。症状：夜间遗尿，每晚 4~5 次，尿量一般，夜寐欠佳，纳差，大便溏。查体：面黄体瘦，舌淡红，苔薄白，脉沉细。患儿平素体质较差，易感冒。诊断：小儿遗尿（肺脾气虚）。推拿处方：常例开窍。补脾经 350 次，清肝经 250 次，补肺经 350 次，补肾经 300 次，推三关 90 次，揉外劳宫 150 次，推揉丹田（先揉丹田 400 次，再从丹田穴起向上直推至脐 200 次），按肩井 2~3 次关窍。关元、肾俞用艾条灸。每日 1 次，治疗 5 次后患儿症状明显缓解，夜遗尿减少至每晚 1~2 次。后隔日推拿治疗 1 次，半个月后症状消失。

按语

1. 针灸治疗小儿遗尿效果颇佳，一般治疗 1~2 个疗程即可见效，有效率可达 90% 以上。但对伴有隐性脊柱裂的小儿遗尿症效果欠佳，且容易复发，需进行综合治疗。

2.针刺治疗遗尿效果较好，但对某些器质性病变引起的遗尿，应治疗其原发病。

3.治疗期间应嘱家属密切配合，逐渐养成自觉起床排尿的习惯，避免过度疲劳，晚间适当限制进水量。

4.排除器质性疾病，如尿崩症、糖尿病、尿路结石和感染。

✧ 第三十节　小儿多发性抽动症

一、对疾病的认识

小儿多发性抽动症又名小儿抽动－秽语综合征，是一种儿童时期，以慢性、波动性、多发性肌肉抽搐，或伴有不自主喉部异常发声与猥秽语为临床特征的常见心理、行为及神经精神障碍性综合症候群。男孩多见，男女之比约为3:1，好发于2~12岁之间。少数至青春期自行缓解，部分逐渐加重延至成人。西医学对其发病原因和机理尚不十分清楚，认为其与遗传，中枢神经系统结构、功能异常和疾病（如癫痫），以及精神、代谢紊乱等有关。中医谓"抽动"为"抽搐""瘛疭""筋惕肉瞤"和"振掉"；"秽语"则与神识异常有关。该病证与中医"慢惊风""慢脾风""异常瞬目"相类似。

1. 脏腑经脉关系

本病病位主要在肝，临床表现以肌肉抽搐、喉部异常发音等为主症，主要脏腑责之于肝。肝属木，本经即肝经；"生我者"

水也，肾，相关经脉为肾经；"我生者"火也，心，相关经脉为心经；"克我者"金也，肺，相关经脉为肺经；"我克者"土也，脾，相关经脉为脾经；"子母经"为心经与肾经，"衔接经"为肺经与胆经，"同名经"为心包经，"表里经"为胆经。

脾虚痰聚、阴虚风动和气郁化火均可导致心神失养，肝风内动，心亦与小儿多发性抽动症的发生关系密切。可见，肝和心是小儿多发性抽动症的主要相关脏腑。肝经和心经，以及肝经之"表里经"和"衔接经"胆经，为小儿多发性抽动症的主要相关经脉。

2. 病因病机

本病病位主要在肝，无论是肝本身原因还是其他脏腑或经络病变影响到肝，均可导致小儿多发性抽动症。本病属本虚标实，以阴虚为本，以阳亢风动、风痰鼓动为标（图3-30）。

具体病因病机主要包括以下几方面：

（1）气郁化火："人有五脏化五气，以生喜怒悲忧恐。"肝主疏泄，性喜条达，若情志失调，五脏失和，则气机不畅，郁久化火，引动肝风，上扰清窍，则见皱眉眨眼，张口歪嘴，摇头耸肩，口出异声秽语；气郁化火，耗伤阴精，肝血不足，筋脉失养，虚风内动，故伸头缩脑，肢体颤动。

（2）脾虚痰聚：禀赋不足或病后失养，损伤脾胃，脾虚不运，水湿潴留，聚液成痰，痰气互结，壅塞胸中，心神被蒙，则胸闷易怒，脾气乖戾，喉发怪声；脾主肌肉四肢，脾虚则肝旺，肝风挟痰上扰走窜，故头项、四肢、肌肉抽动。

（3）阴虚风动：素体真阴不足，或热病伤阴，或肝病及肾，肾阴虚亏，水不涵木，虚风内动，故头摇肢搐。阴虚则火旺，木火刑金，肺阴受损，金鸣异常，故喉发异声。

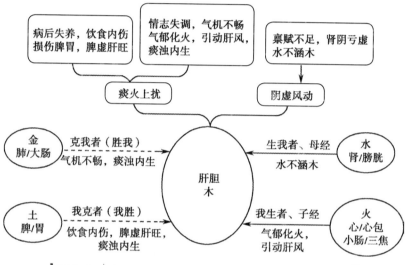

图3-30 小儿多发性抽动症的病因病机及相关脏腑经脉关系

二、主要治疗方案及操作

根据"虚补实泻、抑强扶弱"的治疗原则，肝风内扰为实证，泻本经肝经子穴、子经心经子穴，扶我"所胜"脾经。脾虚痰聚和阴虚风动为虚证，补本经母穴、母经肾经，泻"胜我"经肺经，扶助表里经和衔接经之胆经。选穴采用辨证与辨经相结合，加局部选穴的原则。

1. 肝风内扰

（1）治则：实则泻其子，热则寒之。

（2）**治法：** 清泻肝火，息风止搐。

（3）**选经：** 取肝经，泻其子经（所生经）心经、心包经，扶"我克"之经脾经、胃经。

（4）**选穴：** 太冲、合谷、行间、内关、神门、大陵、梁丘、三阴交、阴陵泉。

（5）**操作**

【针刺】太冲、神门、行间、大陵用捻转泻法；内关、合谷用提插泻法；梁丘、三阴交、阴陵泉平补平泻法。

【推拿】常例，补脾 200 次，清肝 300 次，清心 250 次，补肺 100 次，补肾 150 次，水底捞明月 6 次，老龙 150 次，左右端正 150 次，三关 50 次，六腑 150 次，推脊 40 次，涌泉 150 次。

（6）**方义**

针灸方义： 取本经输穴太冲配合合谷组成四关穴清泻肝火，本经荥穴行间清热息风。实则泻其子，清泻子经心经、心包经输穴神门、大陵，安心凝神。扶助"我克"之脾经、胃经，梁丘、三阴交和阴陵泉平补平泻可清热、滋阴、潜阳。

推拿方义： 肝经火盛，清肝并清其子心经，扶助"我克"之脾经以及"克我"之肺经。实热盛则水底捞明月、三关、六腑、推脊配伍使用以清内热，老龙、左右端正止抽搐，涌泉滋阴并引火下行。

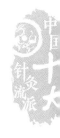

2. 脾虚肝旺

（1）**治则：**补虚泻实。

（2）**治法：**疏肝理脾，扶土抑木。

（3）**选经：**取肝经、脾经，配其"表里经"胆经、胃经，泻肝经之子心经。

（4）**选穴：**太冲、合谷、阴陵泉、三阴交、中脘、巨阙、内关、神门。

（5）**操作**

【针刺】太冲、神门捻转泻法；内关、合谷提插泻法；中脘、三阴交、阴陵泉、巨阙平补平泻。

【艾灸】不宜选用。

【推拿】常例，补脾 300 次，清肝 250 次，清心 200 次，补肺 150 次，补肾 100 次，小天心 120 次，运水入土 90 次，板门 150 次，摩腹 200 次，推脊 20 次，足三里 150 次，涌泉 150 次。

（6）**方义**

针灸方义：太冲、合谷、神门、内关、阴陵泉、三阴交方义同前。中脘为八会穴之腑会、胃之募穴，有健脾胃、祛痰等功效。巨阙为心之募穴，可宽胸理气，健脾养心。

推拿方义：脾虚为本肝旺为标，因此以补脾为主，佐以清肝，肺为脾之子，补肺可补子实母，心为肝之子，清心可清肝。肾为后天之本，略补肾。小天心镇静安神，运水入土、板门、摩腹、足三里相互配合可健脾养胃，促进气血运行；推脊可清肝火，配合涌泉滋阴、引上亢之肝火下行。

3. 阴虚风动

（1）**治则：**虚则补之，抑强扶弱。

（2）**治法：**滋水涵木，柔肝息风。

（3）**选经：**选肾经、肝经，泻肝经之子心经，扶助肾经之母肺经，扶助肝经"我克"之脾经。

（4）**选穴：**太溪、复溜、昆仑、肾俞、命门、肝俞、太渊、神门、内关、阴陵泉。

（5）**操作**

【针刺】太溪、复溜、昆仑、肾俞、命门、内关提插补法；神门、太渊捻转补法；阴陵泉平补平泻；肝俞泻法。

【推拿】常例，补脾 200 次，清肝 250 次，清心 150 次，补肺 100 次，补肾 300 次，运土入水 150 次，二马 150 次，捏脊 10 次，足三里 150 次，后溪 120 次，涌泉 150 次。

（6）**方义**

针灸方义：肾经输穴太溪、母穴复溜与膀胱经经穴昆仑配合使用滋补肾阴，滋水涵木。命门配肾俞可培元固本。肝俞为肝的背俞穴，能柔肝息风。神门、内关、阴陵泉方义同前。

推拿方义：肾阴不足则补肾经，虚则补其母，补肾之母肺经；柔肝息风应清肝，实则泻其子，清肝经之子心经，扶助"我克"之脾经；运水入土、二马、后溪、涌泉是为补肾滋阴之法，

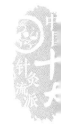

捏脊能固本培元，足三里补益脾胃促进气血生化。

典型验案

　　曹某某，女，6岁。反复抽动2个月余。症状：反复出现翻白眼、甩手、点头，喉中不自主发声，便秘，入睡难，易急躁。查体：体型瘦小，两颊红，双耳通红，舌质红，苔稍黄腻。诊断：小儿多发性抽动症。推拿治疗：常例，补脾200次，清肝300次，清心250次，补肺100次，补肾150次，水底捞明月6次，老龙150次，左右端正150次，三关50次，六腑150次，推脊40次，涌泉150次。每日1次，治疗7天中，翻白眼、甩手、摇头等动作逐渐消失，睡眠改善。后隔日治疗一次，共计治疗14天后，患儿所有症状消失。

按语

　　1. 本病为小儿推拿优势病种，但治疗时间很长，常常需数月或经年。

　　2. 饮食宜清淡，多食蔬菜及粗粮，忌食油腻、煎炸、辛辣及易于过敏的食物，饮食习惯应规律化、合理化，不强迫进食。心理调节非常重要，要消除小儿心理与精神负担，使之树立自信心，不恐惧，不自卑。避免感冒，增强体质。

　　3. 克服对患儿粗暴、冷淡、歧视的态度，做到相互协作，耐心而有计划地进行教育。

4. 满足患儿的活动需要，对他们过多的精力要给予宣泄的机会。可指导他们参加跑步、踢球等体育训练，同时要劝止一些攻击性行为。

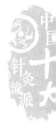